全国医药高职高专护理类专业"十二五"规划教材

U0297527

医学遗传学

主 编 王英南

中国医药科技出版社

内 容 提 要

本书是全国医药高职高专护理类专业"十二五"规划教材之一，依照教育部教育发展规划纲要等相关文件要求，紧密结合卫生部护士执业资格考试特点，根据《医学遗传学》教学大纲的基本要求和课程特点编写而成。

全书共分为 11 章，分别介绍了绪论，遗传的分子基础，遗传的细胞学基础，人类染色体与染色体病，遗传的基本规律，单基因遗传与单基因遗传病，分子病和先天性代谢缺陷，多基因遗传与多基因遗传病，肿瘤与遗传，遗传病的诊断与防治，遗传与优生。

本书适合医药卫生高等职业教育、函授及自学高考等相同层次不同办学形式教学使用，也可作为医药行业培训和自学用书。

图书在版编目（CIP）数据

医学遗传学 / 王英南主编 . —北京：中国医药科技出版社，2013.7
全国医药高职高专护理类专业"十二五"规划教材
ISBN 978-7-5067-6149-9

Ⅰ.①医⋯ Ⅱ.王⋯ Ⅲ.①医学遗传学 –高等职业教育 –教材
Ⅳ.① R394

中国版本图书馆 CIP 数据核字（2013）第 090487 号

美术编辑　陈君杞
版式设计　郭小平

出版　中国医药科技出版社
地址　北京市海淀区文慧园北路甲 22 号
邮编　100082
电话　发行：010 – 62227427　邮购：010 – 62236938
网址　www. cmstp. com
规格　787×1092mm $\frac{1}{16}$
印张　13$\frac{1}{2}$
字数　268 千字
版次　2013 年 7 月第 1 版
印次　2017 年 7 月第 5 次印刷
印刷　河北新华第一印刷有限责任公司
经销　全国各地新华书店
书号　ISBN 978 – 7 – 5067 – 6149 – 9
定价　**29.00 元**

本社图书如存在印装质量问题请与本社联系调换

编委会 / 《医学遗传学》

主　编　王英南

副主编　郭建荣　杨磊　白蓉

编　委　（按姓氏笔画排序）

王英南（泰山护理职业学院）

王敏杰（廊坊卫生职业学院）

白　蓉（北京卫生职业学院）

杨　磊（泰山护理职业学院）

杨元元（安庆医药高等专科学校）

李永鑫（泰山护理职业学院）

吴星禄（福建卫生职业技术学院）

肖立英（大连大学职业技术学院）

郭建荣（廊坊卫生职业学院）

编写说明

当前，我国医药高等职业教育教学已步入了一个新的发展阶段，教育部门高度重视，依托行业主管部门规范指导，各学术团体和高等院校也开展了更加深入的医药高等职业教育教学改革的研究。为贯彻落实《国家中长期教育改革和发展规划纲要(2010~2020年)》和全国医学教育工作会议精神，结合我国"十二五"规划关于医疗卫生改革的战略和政策，适应最新颁布的护士执业资格考试新大纲的要求，推动高质量教材进课堂，2012年9月，在卫生计生委人才交流服务中心的指导下，中国医药科技出版社联合中华预防医学会公共卫生教育学会职教分会，在总结"十一五"期间教材建设经验的基础上，组织泰山护理职业学院、广西卫生职业技术学院、北京卫生职业学院、廊坊卫生职业学院、通辽职业学院、济南护理职业学院等十余所院校，启动了全国医药高职高专护理类专业"十二五"规划教材的编写工作。

《国家中长期教育改革和发展规划纲要（2010~2020年)》提出当前我国职业教育应把提高质量作为重点，到2020年，我国职业教育要形成适应经济发展方式转变和产业结构调整要求、体现终身教育理念、中等和高等职业教育协调发展的现代职业教育体系。作为重要的教学工具，教材建设应符合纲要提出的要求，符合行业对于医药职业教育发展的要求、符合医药职业教育教学实际的要求。根据全国医药行业的现状和对护理高技能型人才的需求，医药高职高专教学公共核心知识体系和课程体系的建立、精品课程与精品教材的建设，成为全国医药高职高专院校护理类专业教学改革和教材建设亟待解决的任务。

在编写过程中我们坚持以人才市场需求为导向，以技能培养为核心，以医药高素质实用技能型人才培养必需知识体系为要素，规范、科学并符合行业发展需要为该套教材的指导思想；坚持"技能素质需求→课程体系→课程内容→知识模块构建"的知识点模块化立体构建体系；坚持以行业需求为导向，以国家相关执业资格考试为参考的编写原则；坚持尊重学生认知特点、理论知识适度、技术应用能力强、知识面宽、综合素质较高的编写特点。

本套教材根据全国医药高职高专院校护理类专业教学基本要求和课程要求进行编写，涵盖了护理类专业教学的所有重点核心课程和若干选修课程，可供护理及其相关专业教学使用。欢迎广大读者特别是各院校师生提出宝贵意见。

全国医药高职高专护理类专业"十二五"
规划教材建设委员会
2013年6月

前言 / PREFACE

为适应卫生职业教育的新形势，培养临床护理的实用型人才，根据全国医药高职高专护理类专业"十二五"规划教材的编写要求，编者围绕"以就业为导向，以全面素质教育为基础，以培养能力为本位，以造就现代服务业一线迫切需要的高素质技能型人才为宗旨"的高等职业教育培养目标，遵循"基础理论教学以应用为目的，以必需够用为度"的职业教育原则，积极开展教材的编写工作。教材内容在讲清概念，联系临床的基础上，注重思想性、科学性、先进性、启发性和适用性，使教学内容更贴近社会需要，贴近岗位需要。

本书共分为11章，内容包括绪论、遗传的分子基础、遗传的细胞学基础、人类染色体与染色体病、遗传的基本规律、单基因遗传与单基因遗传病、分子病和先天性代谢缺陷、多基因遗传与多基因遗传病、肿瘤与遗传、遗传病的诊断与防治、遗传与优生。为提高学生实践技能，本书在每章后安排了实验内容，包括光学显微镜的基本结构与使用、细胞的基本形态与结构、有丝分裂与减数分裂、X染色质的标本制作与观察、人类染色体的形态观察与非显带染色体核型分析、系谱分析与遗传咨询、人类皮肤纹理观察与分析、人类遗传病等8个实验内容。

本书编排格式力求新颖。每章开始的学习目标按照掌握、熟悉、了解三个层次排列，利于学生明确学习的要求；然后是引导案例，通过介绍与本章内容有关的遗传现象、病例，拉近学生与学习内容的距离，激发学生探索新知的欲望；正文中的知识链接更加形象地对正文内容加以说明，体现知识的趣味性和前沿性，达到拓宽学生知识视野的目的；每章最后有小结，归纳总结本章重点内容，并给出学习建议，培养学生自主学习的能力；章节后目标检测题，帮助学生巩固复习教材内容，提高综合运用知识的能力。本书内容通俗易懂，深入浅出，可供高职护理、助产等医学相关专业使用，也可供从事妇幼保健、计划生育的医务工作者使用。

本教材编写采取分工负责制，其中第一、十一章由王英南编写；第三章由白蓉编写；第四章和实验五由吴星禄编写；第五章由杨元元编写；第六章和实验六由郭建荣编写；第七章由王敏杰编写；第二章和第八章由杨磊编写；第九章和第十章由肖立英编写；实验一、二、三、四、七、八由李永鑫编写。在编写过程中，我们得到了泰山护理职业学院、廊坊卫生职业学院、北京卫生职业学院、福建卫生职业技术学院、安庆医药高等专科学校及中国医药科技出版社的大力支持和帮助，在此一并表示衷心感谢。

由于编者专业知识和能力局限，编写时间仓促，书中难免有错误和不妥之处，敬请广大师生和读者提出批评和改正意见，以便我们在今后修订时加以完善。

编者
2013年3月

目录 /CONTENTS

绪 论

拥有一个健康、聪明、漂亮的孩子是每个家庭的心愿。大眼睛、双眼皮、长睫毛、酒窝、卷发……这些特征会遗传吗？两个不同肤色的人结婚，子女的肤色会怎样？恶性肿瘤、精神分裂症、色盲、多指、白化、唇腭裂这些疾病会遗传吗？

早在 1800 多年前，犹太人的法典中规定：如果一位母亲有两个儿子在割礼中因出血不止而死亡，她及她的姐妹今后所生男孩即免除这种仪式，但同父异母的弟弟仍然要行"割礼"。这种"出血不止"的病与母亲有什么关系呢？通过本课程的学习，你会得到上述问题的答案。

随着生命科学的发展，研究手段的进步，人们发现的遗传病病种逐渐增多，对遗传病的认识不断深入，现代医学研究表明，几乎所有的人类疾病都直接或间接地与遗传有关。遗传病的研究在现代医学中占有举足轻重的地位，发挥着越来越重要的作用。

第一节 医学遗传学简介

一、遗传学概念

"桂实生桂，桐实生桐"，"种瓜得瓜，种豆得豆"是人们对遗传现象最朴实的描述，这种子代与亲代相似的现象，称为遗传。它对世代间性状的延续发挥着重要的作用。与此同时，"一母生九子，九子各不同"体现了子代之间、子代与亲代之间存在着差异，这种差异称为变异。变异的存在使大千世界更加多姿多彩。遗传学（genetics）就是研究生物遗传与变异的科学。

医学遗传学（medical genetics）是人类遗传学的一个重要分支，是应用遗传学的理论和技术研究人类遗传病的科学。它是遗传学与医学相结合的一门学科，它运用遗传学的原理和方法，阐明各种遗传病的发病机制、传递方式，为临床提供诊断、治疗和预防遗传病的科学根据和方法，从而控制遗传病在一个家庭中的再发风险，降低遗传病在人群中的危害，达到维护人类健康的目的。医学遗传学是医学教育中不可缺少的一门学科，它是医学生今后学习病理学、药理学、儿科学、妇科学、精神病学和法医学等学科的基础。

二、医学遗传学研究范围

医学遗传学的研究领域涉及基础医学和临床医学的各个学科，医学遗传学既是一门重要的基础医学课程，又是基础医学与临床医学之间的桥梁课程。医学遗传学的研究范围包括分子水平、细胞水平及临床水平的研究，分子水平主要指基因、蛋白质以及酶分子的研究；细胞水平主要指细胞增殖、生殖细胞的形成及染色体的研究；临床水平是指遗传学理论在各临床学科中的应用研究，它侧重研究临床各种遗传病的诊断、治疗、预防和遗传咨询。

知识链接

医学遗传学的主要分支学科

1. 细胞遗传学　研究人类染色体的结构、畸变类型、畸变发生频率与疾病发生的关系。
2. 生化遗传学　研究分子水平的遗传物质改变所导致的分子病或先天性代谢病。
3. 肿瘤遗传学　着重研究肿瘤发生、发展和转移的遗传规律。
4. 药物遗传学　研究药物反应个体差异的遗传学基础。
5. 免疫遗传学　研究免疫反应的遗传基础，为临床输血、器官移植提供理论基础。
6. 分子遗传学　从基因的结构、突变、表达、调控等方面研究遗传病患者遗传物质分子水平的改变。
7. 临床遗传学　运用医学遗传学的理论知识，通过家系调查和临床检查来诊断、治疗和预防遗传病。

三、我国医学遗传学的研究现状

我国医学遗传学的研究工作始于 20 世纪 60 年代。1962 年项维、吴旻等首先报告了中国人的染色体组型，标志着我国人类细胞遗传学的开始。1979 年底我国召开了第一次人类医学遗传学学会，医学遗传学的研究开始快速发展。我国医学遗传学研究是从细胞遗传学和生化遗传学开始的，20 世纪 80 年代后期，借助于高分辨显带技术、显微切割及微克隆技术以及分子生物学技术，染色体异常、血红蛋白病、G－6－PD 缺乏症等常见多发病的诊断、基因治疗以及癌基因和肿瘤抑制基因的研究取得了可喜的成果。

1983 年，15 届遗传学大会在印度新德里召开，中国派出 30 余人的代表团参加会议，这是中国在中断 35 年以后第一次出席国际遗传学大会，从此恢复了中国遗传学工作者与国际同行的全面接触。1993 年 8 月，英国伯明翰召开 17 届国际遗传学大会，以谈家桢为首的 30 余位中国学者出席会议，经过激烈竞争，获得 18 届国际遗传学大会举办权，这是中国遗传学界的一次重大收获。

20 世纪 90 年代，遗传学发展的最显著变化是基因组研究的全面兴起，我国于 1993 年正式加入该研究，完成其 1% 的工作量。2000 年 6 月，经过美、英、德、法、日、中 6 国科学家的努力，人类基因组框架图绘制完成。中国是参与该研究计划的唯一发展中国家。国际人类基因组计划的掌门人 Collins 博士评价："在这个划时代的里程碑上，已经重重地刻下了中国和中国人的名字。"

1998 年 8 月，18 届国际遗传学大会在中国北京举行。54 个国家和地区的 2000 多名遗传学工作者出席为期 6 天的盛会，本期大会主席谈家桢教授作"遗传学造福全人类"的报告。这次大会作为 20 世纪中国遗传学界最重大的事件载入史册。

我国人类基因组计划也已展开，先后于 1993、1996 年正式启动"中华民族基因中若干位点基因结构的研究"和"重大疾病相关基因的定位、克隆、结构与功能研究"。目前，我国在致病基因分离、克隆及其结构、功能研究方面获得重大进展。已经完成南、北方汉族人群之间和西南、东北地区 12 个少数民族共 733 个永生细胞株的建立；并用多种遗传标志验证了南北人群之间的差异和进化上的联系，形成了包括作图、测序、定位、基因识别、基因组扫描、生物信息学等较完整的基因研究技术体系。获得了与心血管系统、神经系统、造血系统发育、分化和基因表达调控及信号传导相关的约 100 条新基因全长 cDNA；分离克隆了高频神经性耳聋基因，多发性外生骨疣的致病基因；获得了一批食管癌特异缺失的 DNA 片段；发现了若干肝癌相关基因的 cDNA，确定了 17p 上的肝癌相关缺失区域的范围。

基因诊断方面，国内已启动了"中国人重大疾病基因数据库"建设，包括大规模患者 DNA 数据、疾病表现样本和正常人群对照样本数据，既可为疾病基因、行为基因、药物基因、环境基因组等研究积累资料，同时又可推广应用基因诊断、遗传筛查和预测性遗传检查技术，开展以个人基因型为目标的疾病诊治和预防。一些常见遗传病如 β - 地中海贫血、亨廷顿（Huntington）舞蹈病、假肥大性肌营养不良症的患者、携带者都可以做出正确诊断。国内重点开展的结肠癌、乳腺癌、心源性猝死、周期性麻痹等基因诊断临床研究已取得了成果。

转基因研究方面取得重大进展。1996 年上海医学遗传研究所创立了整合胚胎移植的转基因新技术路线，应用此技术路线研制出 5 只有目的基因（人凝血因子Ⅸ）整合的转基因羊，母羊的乳汁中能够表达有活性的人凝血因子Ⅸ，这种凝血因子是治疗血友病的珍贵药物。1999 年 2 月又研制出首例含人血清白蛋白基因的转基因公牛，它虽然不能直接泌乳，但今后可大量配种繁殖，它们的"女儿"会携带人白蛋白基因，分泌含有贵重药物的乳汁。

目前，我国科学家正在积极建立蛋白质组学技术平台和亚洲第一生物信息平台，以人类基因组计划为契机，计划从蛋白质组学到家禽基因组学，从生物芯片到干细胞，全方位切入生命科学的各个领域。

四、医学遗传学在现代医学中的地位与作用

随着医学的进步，医疗水平的提高，以往危害严重的传染病得到有效控制，遗传病以及与遗传因素密切相关的疾病越来越引起人们重视，一些临床疾病的病因、发病机制、预防和治疗，常常需要遗传学的理论和方法才能解决，医学遗传学已成为现代医学一个十分活跃的领域。医学遗传学正发挥着越来越重要的作用。

（一）人类遗传病的病种在不断增长

近三、四十年来，遗传病对人类健康的危害日益严重。据 McKusick 统计，人们认识到的单基因病及异常性状在 1958 年为 412 种，至 2011 年 10 月 25 日，人类单基因病及异常性状已达 20 910 种。50 余年间，单基因遗传病的种类增加了 50 余倍。单基因病的发病率约为 3% ~ 5%。现今已知染色体畸变综合征在 100 种左右，加上异常核型近 1000 种，人群中约 1% 的人患病。特别是自然流产的孕妇中约有 50% 为染色体异常引起。多基因病估计有 100 多种。并且多为常见病，如原发性高血压约为 6%，冠心病约为 2.5%，总的估计，人类约有 1/5 ~ 1/4 的人患有某种多基因遗传病。这些变化引起人们极大的关注。

（二）围生期出生缺陷总发生率呈上升趋势

发达国家婴儿死亡的第一原因是出生缺陷，这一趋势在我国也逐渐显现。出生缺陷在全国婴儿死因中的构成比顺位由 2000 年的第四位上升到 2011 年的第二位，达到 19.1%。全国出生缺陷监测数据表明（表 1-1），围生期出生缺陷由 2000 年的 109.79 / 万上升到 2011 年的 153.23 / 万，每年新增出生缺陷儿至少有 80 万至 100 万，即每 30 秒至 40 秒钟就有一个新生缺陷儿降生，出生缺陷已成为我国的重大公共卫生问题。据测算，我国每年新增先天性心脏病超过 13 万例，神经管缺陷约 1.8 万例，唇裂腭裂约 2.3 万例，先天性听力障碍约 3.5 万例，唐氏综合征 2.3 ~ 2.5 万例，先天性甲状腺功能低下症 7600 多例，苯丙酮尿症 1200 多例。

表 1-1　2000 年和 2011 年婴儿死亡率及出生缺陷占死因比例

	2000 年		2011 年	
	死亡率（‰）	出生缺陷占死因的比例（%）	死亡率（‰）	出生缺陷占死因的比例（%）
城市	11.8	25.5	5.8	23.7
农村	37.0	11.5	14.7	18.3
全国	32.2	12.5	12.1	19.1

（数据来源：全国 5 岁以下儿童死亡监测系统）

出生缺陷不但严重降低人口素质，而且给家庭社会带来沉重的精神和经济负担。据测算，我国每年因神经管缺陷造成的直接经济损失超过 2 亿元，每年新出生的唐氏综合征生命周期的总经济负担超过 126 亿元。因此，利用遗传学的知识和技术，指导人类生育，提高后代健康素质是医学遗传学的一项长远目标。

（三）有些严重危害人类健康的常见病已证明与遗传因素有关

诸如肿瘤、糖尿病、动脉粥样硬化、冠心病、高血压病、精神分裂症等，过去不明原因的疾病，现已确证为遗传病。可以预料，随着这类疾病病因发病机制的进一步

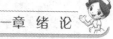

阐明，人们将从环境和遗传两个方面提出防治对策，这是一个正在开拓的广阔领域。

医学遗传学在现代医学中的地位和作用由诺贝尔奖的颁奖情况可以反映出来。自诺贝尔奖设奖 100 年来，遗传学研究领域共有 26 次 50 人获奖，这是任何生物医学学科的单一学科所不能比拟的。这些医学遗传学的新成就正推动着医学科学的迅速发展，医学遗传学已成为 21 世纪医学科学的带头学科之一。正如诺贝尔奖金获得者保罗·伯克说："几乎所有的疾病都与遗传有关，遗传学的研究是治疗所有疾病的关键"。

第二节　遗传性疾病概述

一、遗传病的概念与特征

细胞内遗传物质的结构或功能发生改变而导致的疾病称为遗传性疾病，简称遗传病（genetic disease）。遗传物质在分子水平指的是基因，在细胞水平指的是染色体，所以基因突变或染色体畸变引起的疾病都属于遗传病。

遗传病通常具有如下特征。

（一）先天性

先天性疾病是指个体出生后就表现出来的疾病。由于遗传物质的突变大多在受精卵形成前就已存在，因此遗传病大多数"与生俱来"，具有先天性的特点。如人类最常见的染色体病——Down 综合征，婴儿出生时就具有特殊的先天愚型面容和体征。多指、唇裂、白化、脊柱裂等都是如此。但不是所有的遗传病都具有先天性，部分遗传病存在迟发现象，如 Duchenne 型肌营养不良（DMD）多在少年期出现症状；亨廷顿（Huntington）舞蹈病一般在 30 岁以后发病，这些患者出生时表型完全正常，都是到一定年龄后发病。

反过来说，先天性疾病也并不都是遗传病。例如，在妊娠期间，孕妇受到风疹病毒感染，致使胎儿患先天性心脏病；孕妇接受 X 光线照射所致新生儿小头畸形；孕妇服用沙利度胺（反应停）所致婴儿短肢症等，这些先天性疾病就不是遗传病。

（二）家族性

家族性是指家族中至少发现两个或两个以上的成员发病，家族中成员的发病率比群体中的平均发病率高。一百多年前，英国皇室家族的血友病就是一个典型例证，家族中的成员由于继承了共同的致病基因而呈现家族聚集的特点。但不是所有的遗传病都表现家族性，某些隐性遗传病家族只有散发病例而不表现家族性，整个家系中仅有一个患者，如苯丙酮尿症，其致病基因频率低，又是常染色体隐性遗传病，只有夫妇双方均带有一个致病基因时，子女才会得病，特别在只有一个子女的家庭，遗传病患者可能是偶尔散发出现的。

尽管大多数遗传病有家族性，但同一家族中出现几个甚至多个同种疾病的患者，也并不都是遗传病。例如，结核和肝炎有可能累及数名家族成员，但这是传染病而不是遗传病，患病成员是受到同种病原物的感染所致。维生素 C 缺乏所引起的坏血病、缺碘引起的甲状腺功能低下所导致的孩子智力低下，这些家族性疾病也不是遗传病。

（三）终生性

遗传病至今尚无有效的治疗办法，基本上"一病定终身"。因为遗传病的根本病因在于遗传物质的缺陷。随着遗传工程技术的发展，相信遗传病的治疗将不再是幻想。

（四）垂直传递

传染病经常发生水平传递，而遗传病具有亲代向子代传递的特点，不延伸至无亲缘关系的个体。如患者的配偶、婶婶、姑父、姨夫等不会发病。生殖细胞或受精卵的遗传物质发生突变是垂直传递的基础，体细胞中的遗传物质发生改变虽然可以引起个体发病，但不会遗传。例如，某些肿瘤，仅仅是患者体内局部体细胞的遗传物质改变而产生的，并不会传递给他的后代。

不是所有遗传病家系都有这一现象。有的遗传病患者可能是家系中首次突变产生的病例，有些严重的遗传病患者不能活到生育年龄或不育。这些家庭都看不到垂直传递的现象。

二、遗传因素在疾病发生中的作用

人类的所有性状和疾病都是遗传因素和环境因素共同作用的结果。把遗传因素和环境因素在不同疾病中发生的作用归纳起来，疾病的发生大致可分为四种情况。

（一）遗传因素起决定作用

生殖细胞中的基因突变或染色体畸变会导致疾病，这类疾病的发生与遗传物质的改变有关，与环境因素无关。如基因突变导致的色盲病、血友病；染色体畸变导致的Down综合征等。当然，即使是遗传因素起决定作用的疾病，也不能忽视环境因素的影响，因为环境因素可以诱发基因突变或染色体畸变。

（二）遗传因素起主要作用，但需要一些环境因素的诱发

某些疾病具有特定的遗传缺陷，在相应的环境因素诱发下就会发病。如葡萄糖-6-磷酸脱氢酶（G-6-PD）缺乏症（蚕豆病）患者由于基因缺陷，体内缺乏葡萄糖-6-磷酸脱氢酶，患者进食蚕豆或服用伯氨喹啉等药物后，会诱发急性溶血性贫血。苯丙酮尿症患者由于基因缺陷，自身无法正常代谢苯丙氨酸，当体内苯丙氨酸过量时，就会诱发本病。

（三）遗传和环境因素都发挥作用

疾病发生过程中，遗传和环境都发挥作用。一些常见的先天畸形，如先天性心脏病、脊柱裂、唇腭裂等就属于这种情况。不同的疾病，有时遗传因素所起的作用大，有时环境因素相对重要，这些疾病一般属于多基因病。

（四）环境因素起决定作用

某些疾病的发生主要与环境因素有关，与遗传因素无关。例如，外伤、中毒、维生素A缺乏导致的夜盲症等。

近年来，随着研究的深入，人们发现过去认为与遗传因素无关的传染病也受遗传制约，遗传易感性在感染中发挥重要作用。例如：控制脊髓灰质炎病毒敏感性的基因位于人类19号染色体上（19q13），控制铅中毒敏感性的基因位于9号染色体上（9q34）。

三、遗传病的分类

根据遗传物质在机体细胞中的位置、组合、分布、传递和作用，可把遗传病分为五类。

1. 单基因病（single disease）

是指受一对等位基因控制的疾病。根据致病基因是位于常染色体上还是性染色体上，是显性基因还是隐性基因。单基因病又分为常染色体显性遗传病、常染色体隐性遗传病、X–连锁显性遗传病、X–连锁隐性遗传病、Y连锁遗传病共五类。

2. 多基因病（polygenic disease）

是由多对基因与环境因素因素共同作用而引起的疾病，故又称多因子病。很多常见病，如哮喘、唇裂、精神分裂症、无脑儿、高血压等均为多基因病。多基因病遗传规律复杂，有家族聚集现象，但没有单基因病那样明确的家系传递格局。

3. 染色体病（chromosome disease）

是指染色体数目异常或结构畸变导致的疾病。染色体畸变常常涉及到许多基因的改变，病变会累及多器官、多系统的功能，故又称染色体异常综合征。它对个体的危害往往大于单基因病和多基因病。根据染色体异常的类型可分为常染色体异常综合征、性染色体异常综合征。染色体畸变是导致孕妇自然流产的重要原因。

4. 线粒体遗传病（mitochondrial genetic disease）

线粒体是除细胞核之外唯一含有DNA的重要细胞器。线粒体内的DNA发生突变所引起的疾病称为线粒体遗传病。由于受精卵中的线粒体主要由卵细胞提供，精子的细胞质几乎不进入，所以线粒体遗传病属于细胞质遗传，呈现母系遗传的传递格局。

5. 体细胞遗传病（somatic cell genetic disease）

是指体细胞中遗传物质发生改变所导致的疾病。不会传给后代，但随着细胞分裂增殖，可产生众多具有同样遗传物质改变的子细胞，从而导致个体发病，最典型的体细胞遗传病是肿瘤。特定组织细胞中的染色体或癌基因、抑癌基因累积突变到一定程度便会导致肿瘤的发生。有些先天畸形也属于体细胞遗传病。

四、遗传病研究方法

医学遗传学的研究广泛采用形态学、生物化学、免疫学、生物统计学等研究技术。要想确定某种疾病是不是遗传病，是否有遗传因素的参与，常常采用如下研究方法。

1. 群体筛查法与家系调查法结合

群体筛查法是指采用一种或几种高效、简便的方法，对一般人群进行某种遗传病或性状的普查。通过筛查可以了解某种遗传病在群体中的发病率及各种基因型频率。家系调查法需在特定人群（患者及亲属）中进行，通过患者亲属发病率与一般人群发病率比较，从而确定该病与遗传是否有关。两种方法常常结合使用。如果某种病确实与遗传有关，则患者亲属发病率应高于一般人群发病率。而且发病率还表现为一级亲属（父母、同胞、子女）＞二级亲属（祖父母、孙子女、叔舅姨姑、侄甥）＞三级亲属（堂表兄妹、曾祖父母等）＞一般人群。

2. 系谱分析法

在遗传病调查的基础上，以先证者为线索，追踪家族中其他成员的发病情况，绘制成系谱图进行综合分析。通常用于辨别单基因病的遗传方式、开展遗传咨询及产前诊断、探讨遗传的异质性等。

3. 双生子法

双生子法是医学遗传学的经典研究方法。利用单卵双生子和双卵双生子在遗传组成上的相同性和相异性，研究遗传因素和环境因素对人体的性状的作用，这种方法称为双生子法。例如，把两个单卵双生子（遗传组成相同的个体）从小分开，处于不同的环境条件下抚养；再把两个双卵双生子（遗传组成不同的个体）处于相同的环境条件下抚养，若干年后对两者之间的异同进行比较，就可找出遗传因素和环境因素对个体表现型的影响情况。如精神分裂症的单卵双生发病一致率可达80%，双卵双生发病一致率仅为13%，前者明显高于后者，说明单卵双生遗传性基本相同，精神分裂症的发生具有一定的遗传背景（表1-2）。

表1-2 几种疾病单卵双生子与双卵双生子发病一致率的比较

疾病	发病一致率（%）	
	单卵双生	双卵双生
先天愚型	89	7
精神分裂症	80	13
结核病	74	28
糖尿病	84	37
原发性癫痫	72	15
十二指肠溃疡	50	14
麻疹	95	87

4. 染色体分析法

染色体病是由染色体数目或结构异常所引发，该类疾病可通过染色体检查来鉴别。

5. DNA 分析法

主要采用基因定位、基因克隆等方法，寻找确定与遗传因素有关疾病的基因，最终将基因定位于染色体的特定位置，并克隆出与疾病相关的基因，为遗传病的诊断、治疗、预防提供新方法。

6. 种族差异比较法

种族是繁殖上隔离的群体，也是地理文化上相对隔离的群体。每个人种的基因库彼此不同，导致不同人种的外形、肤色出现差异，甚至血型、HLA 型、血清型的基因频率也各不相同。如果某种病在不同种族中的发病率、发病年龄、临床表现有所不同，就应考虑这种病与遗传因素的关系。如中国人鼻咽癌发病率居全球首位，侨居美国的华人鼻咽癌发病率比美国白人高出34 倍，因此，鼻咽癌的发生与遗传因素有关。

除上述方法外，还有伴随性状研究、疾病组分分析、动物模型等研究方法。

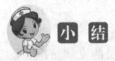 小结

医学遗传学是应用遗传学的理论和技术研究人类遗传病的科学。它运用遗传学的原理和方法，阐明各种遗传病的发病机制、传递方式，为临床提供诊断、治疗和预防

遗传病的科学根据和方法，从而控制遗传病在一个家庭中的再发风险，降低遗传病在人群中的危害。

遗传病是由于细胞内遗传物质发生改变而导致的疾病。它具有先天性、家族性、终生性、垂直传递的特点。但先天性疾病、家族性疾病不一定是遗传病。

根据遗传物质和传递情况的不同，遗传病可以分为五类：单基因病、多基因病、染色体病、线粒体遗传病和体细胞遗传病。不同疾病的发生过程中，遗传因素和环境因素所起的作用各不相同。

遗传病的研究方法有很多，要确认是否是遗传病，可常用群体筛查、家系调查、系谱分析、双生子分析、染色体分析、DNA 分析等方法。

医学遗传学是基础医学与临床医学之间的桥梁课程。它是医学生今后学习病理学、药理学、儿科学、妇科学、精神病学和法医学等学科的基础。

本章的知识学习应着重于遗传病概念的理解与分析，弄清遗传病与非遗传病的区别。遗传病特征的学习应注意举一反三，辩证分析，密切结合生活中的实例来把握。

目标检测

一、名词解释

医学遗传学　　　遗传病　　　先天性疾病　　　系谱分析法
家族性疾病　　　单基因病　　　多基因病　　　染色体病

二、选择题

1. 遗传病是指（　　　）
    A. 先天性疾病　　　　B. 家族性疾病　　　　C. 遗传物质改变引起的疾病
    D. 不可医治的　　　　E. 既是先天的，也是家族性疾病

2. 有一些先天性残疾并不是遗传病，而是与下列因素有关（　　　）
    A. 孕妇受到某些病毒感染　　　　　　　　B. 孕妇服用某些药物
    C 孕妇接受放射性照射　　　　　　　　　D. 孕妇有不良嗜好
    E. 以上选项都有可能

3. 先天性疾病是指（　　　）
    A. 出生时即表现的疾病　　　　　　　　　B. 先天畸形
    C. 遗传病　　　　　　　　　　　　　　　D. 非遗传病
    E. 以上都不是

4. 下列遗传病属于常见病的是
    A. 单基因病　　　　B. 多基因病　　　　C. 常染色体隐性遗传病
    D. X－连锁隐性遗传病　　　　　　　　　E. Y 连锁遗传病

5. 表现为母系遗传的遗传病（　　　）
    A. 单基因病　　　　B. 多基因病　　　　C. 染色体病
    D. 线粒体遗传病　　　　　　　　　　　　E. 体细胞遗传病

6. 不能在世代间垂直传递的遗传病（　　）

    A. 单基因病　　　　　　B. 多基因病　　　　　C. 体细胞遗传病

    D. X - 连锁隐性遗传病　　　　　　　　　　　E. 常染色体显性遗传病

7. 下列属于遗传病的是（　　）

    A. 结核病　　　　　　　B. 肝炎　　　　　　　C. 坏血酸病

    D. 先天性风疹综合征　　　　　　　　　　　E. 白化病

三、问答题

1. 遗传病分为哪五类？

2. 简述遗传病的特征。

3. 列举几种遗传病研究方法。

4. 分析遗传病与先天性疾病、家族性疾病的关系。

（王英南）

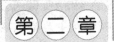

第二章

遗传的分子基础

学习目标

掌握核酸的化学组成和分子结构，基因和基因突变的概念。
熟悉基因的结构、功能及基因表达的过程。
了解人类基因组计划，基因突变的类型。

《CSI 犯罪现场调查》是一部受欢迎的美国刑事系列电视剧，CSI 探员将犯罪嫌疑人唾液样本处理后，检测仪器显示屏上出现一组图像，把它跟犯罪现场找到的 DNA 样本对比，犯罪嫌疑人立即现形。DNA 检验能直接认定罪犯，为重大疑难案件的侦破提供可靠依据。你知道 DNA 为什么被称为"遗传指纹"吗？人类基因组是一本蕴含生命奥秘的"天书"，破解它的语言就破译了全部生命奥秘。基因到底是什么？它如何决定人的生老病死呢？学过本章后你会得到答案。

有性生殖的生物通过两性生殖细胞的结合形成受精卵，受精卵接受了来自父体和母体的遗传物质——基因，生物体的遗传信息以基因的形式蕴藏于 DNA 分子中。近代分子遗传学的发展使人们对 DNA 有了非常深刻和细致的认识，人们能够从 DNA 水平认识一些疾病的病因并通过基因工程技术治疗疾病。

第一节 遗传物质的结构与功能

核酸是细胞中遗传信息的载体和传递者，最初从脓细胞的细胞核中分离出来，具有酸性，故称为核酸（nucleic acid）。1944 年 O. T. Avery 等人通过肺炎双球菌转化实验，直接证明脱氧核糖核酸是生物的遗传物质。自然界几乎所有生物都含有核酸（朊病毒除外），核酸是生物遗传变异的物质基础，控制着生物的生长、发育、繁殖、分化、遗传和变异等。

一、核酸的化学组成与种类

核酸是一种复杂的生物大分子，它的基本结构单位是核苷酸，数十个乃至数百万个核苷酸聚合形成核酸。每个核苷酸分子由三部分组成：一个磷酸分子、一个戊糖分子和一个碱性基团（碱基）。戊糖有脱氧核糖和核糖两种，碱基有嘌呤碱和嘧啶碱两大类。嘌呤碱主要是腺嘌呤（adenine，A）、鸟嘌呤（guanine，G）；嘧啶碱主要是胞嘧啶（cytosine，C）、尿嘧啶（uracil，U）和胸腺嘧啶（thymine，T）。戊糖和碱基形成的化合物为核苷，核苷和磷酸形成的化合物为核苷酸（图2-1）。根据核酸所含戊糖的不同，可将核酸分为脱氧核糖核酸（deoxyribonucleic acid，DNA）和核糖核酸（ribonucleic acid，RNA），DNA 与 RNA 有很多不同，见表2-1。

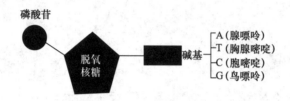

图 2-1　脱氧核苷酸分子示意图

表 2-1　**DNA 与 RNA 的区别**

	戊糖	碱基	结构	分布	功能
DNA	脱氧核糖	A、T、C、G	双螺旋	主要存在于细胞核	是遗传信息的载体
RNA	核糖	A、U、C、G	单链	主要存在于细胞质	与遗传信息的表达有关

二、DNA 的分子结构与功能

（一）DNA 的分子结构

DNA 分子由几千至几千万个脱氧核苷酸聚合而成。相邻的两个脱氧核苷酸通过 3′，5′-磷酸二酯键连接，即一个脱氧核苷酸上的磷酸，既与自身脱氧核糖上的第 5′碳原子以酯键相连，又与另一个脱氧核糖的第 3′碳原子以酯键相连，形成磷酸二酯键。3′，5′-磷酸二酯键把许许多多个脱氧核苷酸串联起来，构成一条多脱氧核苷酸长链。DNA 的一级结构指长链中 4 种脱氧核苷酸的连接及其排列顺序（图 2-2A）。

1953 年 Watson 和 Crick 提出 DNA 分子双螺旋结构模型（图 2-2B），阐明了 DNA 空间结构的基本形式。其要点是：①DNA 分子是由两条脱氧核苷酸长链围绕假想的同一中心轴构成右手双螺旋结构，两条长链互相平行，方向相反。一条从 5′→3′，另一条从 3′→5′；②双螺旋结构的外侧由磷酸和脱氧核糖构成，它们相间交替排列，构成 DNA 分子的骨架；③双螺旋结构的内侧是碱基对。两条长链上的碱基按照碱基互补配对原则互相对应，彼此由氢键相连，即 A 和 T 之间形成 2 个氢键，A＝T；C 和 G 之间形成 3 个氢键，G≡C。

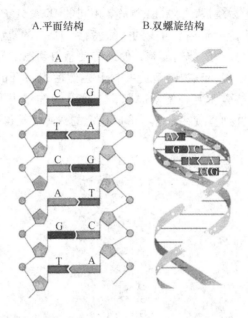

A.平面结构　　　　B.双螺旋结构

图 2-2　DNA 分子结构

根据碱基互补配对原则，只要确定了一条链中的碱基顺序，就可以相应确定与它互补的另一条链上碱基的顺序。如果一个 DNA 分子的一条链为 5′-TGAACTG-3′，那么另一条链为 3′-ACTTGAC-5′，这 7 个碱基对的双链结构是：

5′-TGAACTG-3′

3′-ACTTGAC-5′

DNA 的分子结构为遗传信息的储存、传递和分析奠定了基础。

（二）DNA 的功能

1. 储存遗传信息

虽然 DNA 分子的碱基只有简单的 4 种，但 DNA 链通常很长，所包含的碱基数目很多（数千个甚至数百万个以上），由于碱基在 DNA 长链可反复出现，所以碱基排列顺序的组合方式是无限的，这些碱基的排列顺序称为遗传信息。假如某一段 DNA 分子链有 100 个碱基对，因碱基排列组合的不同，就可以形成 4^{100} 种 DNA 分子。而目前已知，基因作为 DNA 分子链上的功能片段，平均大小约 1000

知识链接

候鸟识途的秘密

生物体身上一些非常奇妙的特性，受遗传物质 DNA 的支配，如候鸟每年春秋两季都要迁徙，它们飞行路程数千公里之遥，但从来不会迷失方向，而且每次迁徙都依循过去的路线。德国一种鹳鸟有两个家族，一个在东部，一个在西部，它们每年都要飞到埃及去，但迁移路线不一样。德国西部的鹳鸟要飞越法国和西班牙上空，越过直布罗陀海峡，沿着北非海岸，到达埃及；东部的鹳鸟要绕过地中海，到达埃及。科学家曾做过这样的实验，将东部的鹳鸟蛋放到西部的鸟巢穴中，小鹳鸟孵出后，发现它在迁飞时，并没有跟随西部的鹳鸟一起飞，而是按固有的东部鹳鸟路线飞。这说明它们与生俱来的飞行能力是由遗传信息决定的。

个碱基对，那么就有 4^{1000} 种变异，这几乎是难以估量的变异范围！各种 DNA 的存在，满足了生物遗传多样性的要求。

2. 自我复制

以原有的 DNA 分子为模板，合成两个完全相同的 DNA 分子的过程称为自我复制。自我复制是 DNA 作为遗传物质必不可少的一个特性，DNA 的复制普遍存在于植物、动物和细菌中，通过 DNA 分子的准确复制，使遗传信息得到稳定和连续的传递。DNA 复制时，首先碱基间氢键断裂，双螺旋解旋并松开，然后以解开的两股单链为模板，吸收周围游离的核苷酸，按碱基互补配对原则，在聚合酶的作用下，合成与模板链互补的新链，新链与模板链并列盘旋在一起，形成稳定的双螺旋结构（图 2 - 3）。

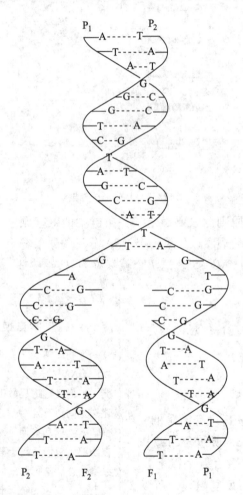

图 2 - 3 双螺旋 DNA 半保留复制过程

（注：P_1，P_2 为 DNA 模板链；F_1，F_2 为 DNA 新链）

通过 DNA 分子自我复制形成的 2 个新 DNA 分子与原来的 DNA 分子的碱基顺序完全一样，每个子代 DNA 分子的一条链来自亲代 DNA，另一条链则是新合成的，所以这种复制方式称为半保留复制。

知识链接

DNA 亲子鉴定

DNA 亲子鉴定法是目前亲子测试中最准确的一种方法，准确率可达99.99999%，具有精巧、简便、快速、经济、实用的特点。人的血液、毛发、唾液、口腔细胞等都可以用于亲子鉴定，甚至未出世的孩子也能进行，十分方便。一个人有23对（46条）染色体，同一对染色体同一位置上的一对基因称为等位基因，一般一个来自父亲，一个来自母亲。如果检测到某个DNA位点的等位基因，一个与母亲相同，另一个就应与父亲相同，否则就存在疑问。利用DNA进行亲子鉴定，只需对十几至几十个DNA位点进行检测，若全部一样，就可以确定亲子关系；若有3个以上的位点不同，则可排除亲子关系；若有1～2个位点不同，则应考虑基因突变的可能，应加做一些位点的检测进行辨别。DNA亲子鉴定，否定亲子关系的准确率几近100%，肯定亲子关系的准确率可达到99.99%。

3. 转录

在 RNA 聚合酶的催化下，以 DNA 为模板合成 RNA 的过程称为转录。在 DNA 解旋酶的作用下，DNA 双螺旋从某一点开始解旋，分开成两条链；以其中一条链为模板，按碱基互补配对原则进行配对；在 RNA 聚合酶的作用下，合成一条 RNA 单链并从 DNA 分子上脱落，通过核孔由核内移入细胞质（图 2-4）。

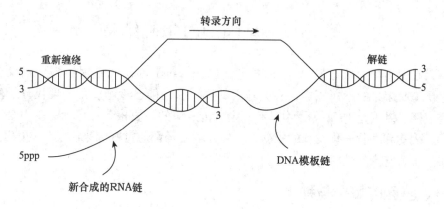

图 2-4　DNA 转录

三、RNA 的种类与功能

RNA 即核糖核酸，是 RNA 病毒的遗传物质，在真核生物中也有重要的作用。RNA 一般是一条线性多聚核糖核苷酸链，每分子核糖核苷酸由 1 分子磷酸、1 分子核糖、1 分子碱基组成，细胞内的 RNA 种类较多，主要有三种。

（一）信使 RNA

真核生物的 DNA 主要集中在细胞核里，DNA 转录形成的信使 RNA（messenger RNA，mRNA）起着传递遗传信息的作用。信使 RNA 是单链线形结构，它能把 DNA 的遗传信息精确无误地转录下来，带到细胞质的核糖体上，作为合成蛋白质的指令，决定蛋白质的氨基酸顺序，完成基因表达过程中遗传信息的传递。

（二）转运 RNA

转运 RNA（transfer RNA，tRNA）分子结构呈三叶草型（图 2-5），部分区段扭曲成双螺旋，呈假双链结构。tRNA 的功能是在蛋白质的合成过程中，将活化的氨基酸转运到核糖体的特定位置，缩合成多肽链。

（三）核糖体 RNA

核糖体 RNA（ribosomal RNA，rRNA）是细胞内含量最多的 RNA，是构成核糖体的主要成分，核糖体是细胞内蛋白质合成的场所。三种 RNA 的主要区别（见表 2-2）。

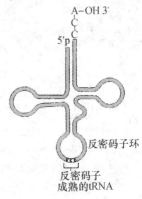

图 2-5　tRNA 的结构

表 2-2　三种 RNA 的主要区别

	mRNA	tRNA	rRNA
含量	占总 RNA 2%~5%	占总 RNA 15%	占总 RNA80% 以上
结构	线形单链	三叶草形	花状（局部双螺旋）
功能	将 DNA 中的遗传信息带到核糖体上，作为蛋白质合成的模板	转运活化的氨基酸到核糖体的特定部位，是蛋白质合成中氨基酸的载体	核糖体的组成成分，核糖体是蛋白质合成的场所

第二节　基因的概念和结构

基因是遗传学的核心概念，自 20 世纪以来，科学家研究基因的脚步就没有停止过。经历 100 多年的不懈探索，有关基因的本质和功能已逐渐明朗。现代分子生物学的研究表明，基因是 DNA 分子中具有一定遗传效应的一段核苷酸序列。基因是遗传信息传递、表达和性状分化发育的依据，一切环境因子都通过基因来影响生物的遗传性，基因决定子代与亲代性状的相似性。

一、基因的概念与种类

（一）基因概念

现代遗传学认为：基因（gene）是具有特定遗传效应的 DNA 片段，是遗传的基本单位，通过生殖细胞从亲代向子代世代相传。

（二）基因种类

基因按其功能分为以下几类。

1. 结构基因与调控基因

结构基因是指能决定某种多肽链分子结构的基因。结构基因的突变可导致特定蛋白质（或酶）一级结构或量的改变。调控基因是指某些可调节控制结构基因表达的基因。调控基因的突变可以影响一个或多个结构基因的功能，或导致一个或多个蛋白质（或酶）的改变。

2. 核糖体 RNA 基因与转运 RNA 基因

核糖体 RNA 基因与转运 RNA 基因只转录产生相应的 RNA，而不翻译成蛋白质。核糖体 RNA 基因也称为 rRNA 基因，专门转录 rRNA；转运 RNA 基因也称为 tRNA 基因，是专门转录 tRNA 的。

各类基因之间通过相互作用，严密调控基因的有序表达，使各种生命活动表现出和谐性与多样性。

二、基因的结构

真核细胞的结构基因由编码区和非编码区两个部分组成（图2-6）。编码区是指能够转录形成相应的 mRNA，进而指导多肽链合成的区段。非编码区是位于编码区两侧不能被转录、翻译的区段。编码区中的编码序列是间隔的、不连续的，被一些非编码的 DNA 序列隔成若干段，形成一种断裂结构，因此真核生物的基因也被称为断裂基因。

（一）编码区

1. 外显子和内含子

编码区包括外显子（exon）与内含子（intron）两部分。外显子是指具有编码作用的 DNA 序列；内含子是位于两个外显子之间，没有编码作用的 DNA 序列。外显子与内含子总是相间排列，一个断裂基因中，外显子的数目等于内含子的数目 +1。不同的基因，外显子与内含子的数目是有差异的，如人血红蛋白 β 珠蛋白基因含有 3 个外显子、2 个内含子；苯丙氨酸羟化酶（PAH）基因有 13 个外显子，12 个内含子。

2. 外显子 – 内含子接头

每个外显子和内含子接头区的顺序相当短，都是高度保守的一致顺序，即内含子 5′末端大多数是 GT 开始，3′末端大多是 AG 结束，这种接头形式称为 GT – AG 法则，它是 RNA 中没有编码功能的内含子被准确切除的信号顺序。

（二）非编码区

非编码区是指第一个外显子和最末一个外显子的外侧一段不被转录翻译的序列，因此也称为侧翼序列。非编码区上有一些基因调控序列，对基因的活性有重要影响作用，这些调控序列主要包括启动子、增强子、终止子等。

1. 启动子

是一些特定的 DNA 序列，可与 RNA 聚合酶结合，启动基因转录。现发现三个启动子顺序：①TATA 框（TATA box），其序列是 TATAA/TAA/T 7 个碱基，基本上由 A – T 碱基对组成，它决定基因转录的开始；②CAAT 框（CAAT box），该序列由 GGG/TCAATCT 9个碱基组成，可能也是 RNA 聚合酶的一个结合处，控制着转录起始的频率；③GC 框（GC box），该序列由 GGCGGG 6 个碱基组成，位于 CAAT 框两侧，有激活转录的功能。

2. 增强子

能增强基因转录活性的一段特定 DNA 序列，其作用是增强启动子效应。

3. 终止子

在一个基因的末端往往有一段特定顺序，它具有转录终止的功能，这段终止信号的顺序称为终止子。终止子由 AATAAA 和一段回文顺序组成，AATAAA 是多聚腺苷酸（polyA）的附加信号，回文序列转录后形成的 RNA 具有发夹结构，阻碍 RNA 聚合酶继续移动，实现转录的终止。

结构基因的结构如图 2-6 所示。

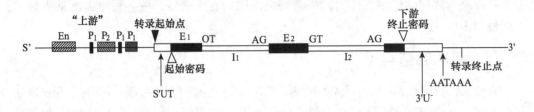

图 2-6　结构基因的结构示意图

注：En 为增强子；P_1、P_2、P_3 为启动子（TATA 框，CAAT 框，GC 框）；E 为外显子；I 为内含子；UT 为非翻译区；GT-AG 为外显子-内含子接头。

第三节　基因的功能

基因的化学本质是 DNA，基因的功能也就是 DNA 的功能。基因的功能包括三个方面。①储存遗传信息：决定生物各种性状的遗传信息就储存在有关基因的碱基排列顺序中；②基因的复制：基因随 DNA 的复制而复制；③基因的表达：基因将遗传信息转变成多肽链的过程。

知识链接

长寿基因

人类的寿命与基因有关，体内有多个基因主宰着人的生命长短。德国科学家用 15 年的时间，调查了 576 名百岁老人，结果发现，他们的父母死亡时的平均年龄比一般人多 9—10 岁。德国基尔大学医学院的科研人员认为，人体 DNA 中存在一种名为 "FOXO3A" 的基因能够助人长寿，而且对世界各地的男性和女性都能发挥作用，FOXO3A 基因是衰老遗传研究领域中一个非常引人瞩目的元素。当 FOXO3A 基因出现时，人就会有更高的几率健康地活到 90 岁。科学家筛查了受试者的 DNA，在组成基因的 4 种碱基（A、T、C、G）中，高龄老人的 FOXO3A 基因位置上拥有更多的的鸟嘌呤（G），而一般人群的这个位置是胸腺嘧啶（T）。20 年后追踪发现，平均年龄 98 岁的男性组中鸟嘌呤（G）出现的频率更高，他们认为这可能是长寿老人非常健康的原因。

一、基因的复制

基因的化学本质是 DNA，基因的复制是 DNA 部分片段的复制，是以 DNA 复制为基础的。通过复制，遗传信息完整地传递给子细胞，保证遗传物质传递的连续性和稳定性。基因复制的特性为双向复制、半保留复制和半不连续复制（图 2-7）。

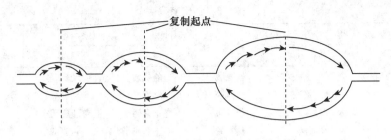

图 2 - 7 DNA 的双向复制

二、基因的表达

基因表达是指储存在 DNA 顺序中的遗传信息经过转录和翻译，转变成具有生物活性的蛋白质分子的过程。基因的转录、转录后的加工在细胞核内进行，成熟的有功能的 mRNA 穿过核膜进入细胞质，与核糖体结合，合成的肽链经过进一步加工形成有功能活性的蛋白质。

（一）转录

双链 DNA 中，作为转录模板的链称为模板链；不作为转录模板的链称为编码链。双链 DNA 的编码与转录产物的差异仅在于 DNA 中 T 变为 RNA 中的 U。转录后的产物要进行加工，加工主要包括以下方面。①剪接：一个基因的外显子和内含子都转录在一条原始转录物 RNA 分子（又称为前 mRNA 或 hnRNA）上，前 mRNA 中的内含子必须被剪除而让外显子连接起来，才可产生成熟的有功能的 mRNA 分子；②戴帽：在前 mRNA 5′端的第一个核苷酸前加上 7 - 甲基鸟核苷三磷酸（m7GpppAGpNp）的帽子结构，其功能是促使 mRNA 和核糖体的结合，有效封闭 RNA 5′末端，保护 mRNA 免受 5′核酸外切酶的降解，增强 mRNA 的稳定；③加尾：大多数真核生物的 mRNA 3′末端都有由 100~200 个 A 组成的 Poly（A）尾巴。这条 Poly（A）尾的功能可促使 mRNA 由细胞核转运到细胞质中，避免在细胞中受到核酸酶降解，对 mRNA 的稳定性有一定作用。

前 mRNA 经剪接、戴帽、加尾后，形成成熟的 mRNA，进入细胞质与核糖体结合，作为蛋白合成的模板。

（二）翻译

1961 年，Crick 等用遗传学方法证明 DNA 分子上 3 个相邻的核苷酸构成一个三联体，DNA 分子储存的遗传信息通过转录传递到 mRNA 分子上，mRNA 分子中每三个相邻的核苷酸也构成一个三联体，这个三联体称为密码子。1967 年确定了决定氨基酸的全部密码子，mRNA 的 4 种碱基随机组成 $4^3 = 64$ 种密码子，其中 3 个密码子 UAA、UAG、UGA 不编码任何氨基酸，是多肽链合成的终止信号，称为终止密码子；其余 61 个密码子具有编码氨基酸的功能，其中密码子 AUG 较特殊，如果位于 mRNA 的起始端，称为起始密码，如果位于 mRNA 分子中，则是编码异亮氨酸的密码子。20 种氨基酸的密码子列成遗传密码表如表 2 - 3 所示。

表 2 - 3 遗传密码表

第一个核苷酸（5′）	第二个核苷酸				第三个核苷酸（3′）
	U	C	A	G	
U	苯丙氨酸	丝氨酸	酪氨酸	半胱氨酸	U
	苯丙氨酸	丝氨酸	酪氨酸	半胱氨酸	C
	亮氨酸	丝氨酸	终止密码子	终止密码子	A
	亮氨酸	丝氨酸	终止密码子	色氨酸	G
C	亮氨酸	脯氨酸	组氨酸	精氨酸	U
	亮氨酸	脯氨酸	组氨酸	精氨酸	C
	亮氨酸	脯氨酸	谷氨酰胺	精氨酸	A
	亮氨酸	脯氨酸	谷氨酰胺	精氨酸	G
A	异亮氨酸	苏氨酸	天冬酰胺	丝氨酸	U
	异亮氨酸	苏氨酸	天冬酰胺	丝氨酸	C
	异亮氨酸	苏氨酸	赖氨酸	精氨酸	A
	甲硫氨酸（起始密码）	苏氨酸	赖氨酸	精氨酸	G
G	缬氨酸	丙氨酸	天冬氨酸	甘氨酸	U
	缬氨酸	丙氨酸	天冬氨酸	甘氨酸	C
	缬氨酸	丙氨酸	谷氨酸	甘氨酸	A
	缬氨酸	丙氨酸	谷氨酸	甘氨酸	G

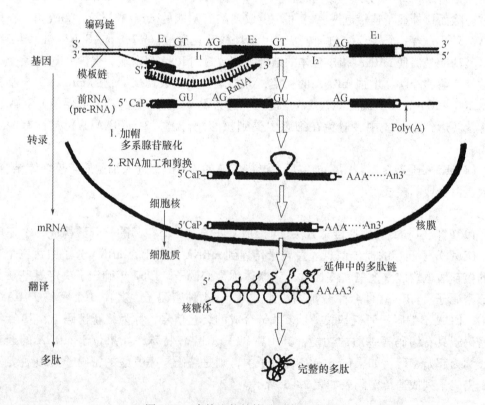

图 2 - 8 真核生物结构基因表达流程图

真核细胞的翻译过程是在细胞质中进行。翻译是指以 mRNA 作为模板，指导蛋白质合成的过程。tRNA 作为运载工具，在有关酶、辅助因子和能量的作用下，转运活化的氨基酸并识别 mRNA 分子上的遗传密码，在核糖体上把一个个的氨基酸分子连接成多肽链。

真核生物结构基因表达的全过程见图 2–8。

综上所述，Crick 提出了分子生物学的中心法则，成为近代生物科学中最重要的基本理论之一。现代中心法则认为：以亲代 DNA 为模板合成子代 DNA 时，可将遗传信息准确地复制到子代 DNA 分子上，DNA 分子上的遗传信息通过转录流向 RNA，RNA 通过翻译指导合成蛋白质。20 世纪 70 年代，Temin 和 Baltimore 分别从致癌 RNA 病毒中发现逆转录酶，能以 RNA 为模板合成 DNA，遗传信息的传递方向与转录方向相反，称为逆转录。后来发现某些病毒中的 RNA 也可进行自我复制。这些都是对中心法则的补充和修正。修正补充后的中心法则归纳为图 2–9。

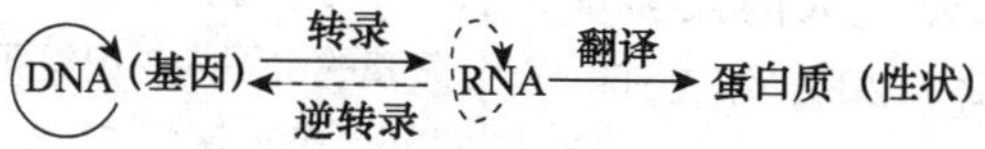

$$\text{DNA（基因）} \xrightleftharpoons[\text{逆转录}]{\text{转录}} \text{RNA} \xrightarrow{\text{翻译}} \text{蛋白质（性状）}$$

图 2–9　中心法则图解

三、人类基因组

（一）人类基因组概念

人体每个体细胞含有两个染色体组，每个染色体组的 DNA 构成一个基因组。每个基因组的 DNA 含有 3.2×10^9 个碱基对（base pair，bp）。

（二）人类基因组计划

人类基因组携带有人类完整的基因及其调控序列，几乎所有的遗传信息如生、老、病死、思维和行为都蕴含在人类碱基对的排列顺序中。要从分子水平认识人类自身及其行为，必须实现基因组的全序列测定。1990 年人类基因组计划（Human Genome Project，HGP）正式启动，美国、英国、法国、德国、日本和我国科学家共同参与了该计划。2000 年 6 月 26 日上午 10 时，是人类科学史上值得纪念的日子。由 6 国合作的国际人类基因组计划协作组在全球同一时间联合宣布，人类生命蓝图——人类基因组"工作框架图"已经完成。基因组"工作框架图"诞生的意义可与 20 世纪 40 年代美国的"曼哈顿计划"和 70 年代的"阿波罗登月计划"相媲美。这项工程最终可以破译人类 DNA 的全部核苷酸顺序，建立人类遗传物质一整套信息数据库，逐步掌握生物种群所具有的全部遗传信息。人类基因"工作框架图"已经提供了人类全基因组的一个概貌，但它仍然存在一些空隙和一些不明确的地方。人类基因组计划的最终目标是产生完全的"完成序列"，没有空洞，准确率至少达 99.99%。

实施人类基因组计划的目标之一是绘制人类基因图谱，解读基因组的所有碱基。要把 DNA 序列上的 30 亿（或更多）对碱基完全排序，需绘制遗传图谱、物理图谱、序列图谱、转录图谱。这 4 张图被誉为人类"分子水平上的解剖图"或被更形象地称为"人类生命元素周期表"。人类将依赖这张生命元素周期表彻底揭开人类进化和生命之谜，同时有望彻底阐明人类 6000 多种单基因、多基因遗传病的发病机制，对维护人类健康、延缓衰老、延长寿命将发挥重要作用。

在多国科学家的共同努力下，人类基因组计划不断取得阶段性成果。1999 年 11 月 23 日，美国国家科学院的官员和参加人类基因组计划的科学家们庆祝人类基因组计划公众 DNA 测序工作完成第 10 亿个碱基对的测定。1999 年 12 月 1 日，一个由英、美、日等国科学家组成的研究小组宣布，他们已经破译了人类第 22 对染色体中所有（545 个）与蛋白质合成有关的基因序列，这是人类首次完成染色体完整基因序列的测定，是人类基因组计划的里程碑，它可能使人们找到多种治疗疾病的新方法。研究显示，第 22 对染色体与免疫系统、先天性心脏病、精神分裂、智力迟钝和白血病以及多种癌症相关，完成对第 22 对染色体的测定将对这些疾病的早期诊断和治疗起到帮助作用，这一成果是宏大的人类基因组计划的一个里程碑。2001 年 2 月，中、美、英、德、日、法 6 国科学家联合公布人类基因组图谱及初步分析结果，研究表明，人类基因组由 32 亿个碱基对构成，共有 3 ~ 3.5 万个基因，编码蛋白质的基因序列仅占整个基因组的 2%。在 HGP 中，中国科学家承担了 1% 的测序任务，完成了对第 3 号染色体短臂的一部分 DNA 序列测定，在此区域发现了约 200 个基因。2007 年 10 月，我国科学家成功绘制出第一个完整中国人基因图谱，这也是第一个亚洲人全基因序列图谱。

知识链接
黄种人基因组图谱——"炎黄一号"

为掌握分析黄种人的基因图谱，绘制首个完整的中国人基因组图谱的"炎黄一号"计划 2007 年在深圳启动。经过半年多的研究，百余名中国科学家共同完成了"炎黄一号"的绘制工作。它通过分析人体 24 条染色体的碱基序列，获得了全球 20 亿黄种人的第一个全基因序列图谱，被誉为"人体的第二张解剖图"。这项在基因组科学领域里程碑式的科学成果，成功破解了黄种人独特的生命密码，更重要的是将帮助科研人员找出与黄种人主要疾病更有针对性的变异基因，例如哮喘、糖尿病、心脏病和癌症等，从根本上改进疾病的预防和治疗措施。

第四节　基因突变

一、基因突变的概念与特性

（一）基因突变的概念

基因突变（gene mutation）是指 DNA 分子中碱基对的组成或排列顺序发生改变。基因突变的发生和脱氧核糖核酸的复制、DNA 损伤修复、癌变和衰老都有关系，基因突变也是生物进化的重要因素之一，基因突变有广泛的生物学意义。

在基因的编码区、启动子区和剪接部位等区域都可发生基因突变。除核内基因组 DNA 可发生突变外，线粒体 DNA 也能发生基因突变。同时，基因突变可发生在个体发育的任何阶段。发生在体细胞中的突变，不会直接遗传给下一代，但体细胞突变后形成的细胞群可以构成恶变的基础；生殖细胞由于在减数分裂时对外界环境较敏感，突变率通常比体细胞高，生殖细胞中的显性突变通过受精卵直接遗传给后代，并在子代中表现出来。

（二）基因突变的特性

基因突变的特性具有以下特点。

1. 多方向性

一个基因可以向不同方向发生多次突变，形成复等位基因。例如，人的 ABO 血型基因就是由 I^A、I^B、i 三种基因构成的复等位基因，即由一个 i 基因经两次不同的突变分别形成 I^A 和 I^B。

2. 可逆性

基因突变是可逆的，基因 A 可以突变为其等位基因 a，称为正向突变；基因 a 也可以突变为基因 A，称为回复突变。正向突变率总是高于回复突变率。

3. 有害性

绝大多数突变是有害的。人类遗传病绝大多数由基因突变引起，但有极少数会使物种增强适应性。

4. 稀有性

基因突变在自然条件下很少发生。突变率是指自然状态下某一基因在一定群体中发生突变的频率，可以衡量基因突变的难易程度。人类基因的突变率为每代 $10^{-6} \sim 10^{-4}$/生殖细胞，表示每代 1 万 ~ 100 万个生殖细胞中，有 1 个基因发生突变。

5. 随机性

突变的发生对于不同个体、细胞或不同基因来说，都是随机的。

6. 可重复性

突变并不是发生一次或有限 N 次，而总是以一定的频率反复发生。

> **知识链接**
>
> **你听说过"毛孩"吗**
>
> 1977 年 9 月 30 日，辽宁岫岩县一个偏僻山区农户家里，一个孩子的出生引起许多医学家的关注，因为身上 96% 覆盖着黑毛，人们称他为"毛孩"。他被吉尼斯纪录评为"世界毛发覆盖最多的人"。中国科学院的专家小组对"毛孩"进行了分析研究，经基因测定，"毛孩"属基因突变，是人类的一种返祖现象，除了有一身浓重的毛发外，其发育和智力与正常儿童没有区别。

二、基因突变的诱发因素

能诱发基因突变的各种内外环境因素统称诱变剂，诱变剂根据其性质有物理因素、化学因素和生物因素等类型。

（一）物理诱变因素

紫外线和电离辐射可诱发基因突变。紫外线是研究较多的诱变剂，在紫外线照射下，DNA 序列中相邻的两个嘧啶之间结合形成嘧啶二聚体，最常见的是胸腺嘧啶二聚体（TT），引起双螺旋构型的局部变化。当复制或转录这一部位时，碱基的配对发生错误，引起新合成的 DNA 或 RNA 的碱基改变。电离辐射包括 α、β、γ、中子、质子和 X

射线。

（二）化学诱变因素

1. 羟胺

羟胺可使胞嘧啶（C）的化学成分发生改变，不能正常地与鸟嘌呤（G）配对，而改为与腺嘌呤（A）互补配对。

2. 亚硝酸或含亚硝酸基化合物

这类物质可以使碱基中的氨基（$-NH_2$）脱去，使 A 变成 HX（次黄嘌呤），与 C 或 A 配对。

3. 烷化剂

甲醛、氯乙烯、氮芥等这一类具有高度诱变活性的烷化剂，可使鸟嘌呤烷基化，不能与 G 配对，而是与 T 配对。

4. 碱基类似物

5 - 溴尿嘧啶（5 - BU）取代 T 与 A 配对，引起 DNA 分子突变。

5. 芳香族化合物

吖啶类和焦宁类等扁平分子构型的芳香族化合物可以嵌入 DNA 的核苷酸序列中，导致碱基插入或丢失，发生移码突变。

（三）生物因素

麻疹、风疹、流感、疱疹等病毒是诱发突变最常见的生物因素。病毒感染细胞后，通过把全部或部分基因组整合到宿主染色体中或借助病毒信息的表达而诱发基因突变，早期胚胎的体细胞对病毒感染尤为敏感，故妊娠早期病毒感染常常引起体细胞突变而导致胎儿畸形。除病毒外，有些真菌和细菌所产生的毒素或代谢产物也能诱发突变，如黄曲霉毒素有致突变作用并可引起癌变。

> **知识链接**
>
> ### 基因突变的果蝇
>
> 基因突变是摩尔根首先提出的。1908 年，他用果蝇做实验材料，使用各种手段诱发果蝇发生突变，通过 X 光照射、激光照射、不同温度、酸碱环境、加糖加盐，甚至不让果蝇睡觉，但一无所获。摩尔根曾自嘲说，他搞得实验分成三类：第一类是愚蠢的实验，第二类是蠢得要命的实验，还有一类比第二类更蠢的实验。但是绝望之处总是伴随希望，两年后的一天，摩尔根在红眼的果蝇中发现了一只异常的白眼雄性果蝇，这就是罕见的突变品种。

三、基因突变的机制

基因突变的本质是 DNA 分子中碱基的种类和排列顺序发生改变。按照基因结构改变的类型，突变可分为点突变、片段突变和动态突变。

（一）点突变

基因某一位点的一个或几个碱基的改变，称为点突变。

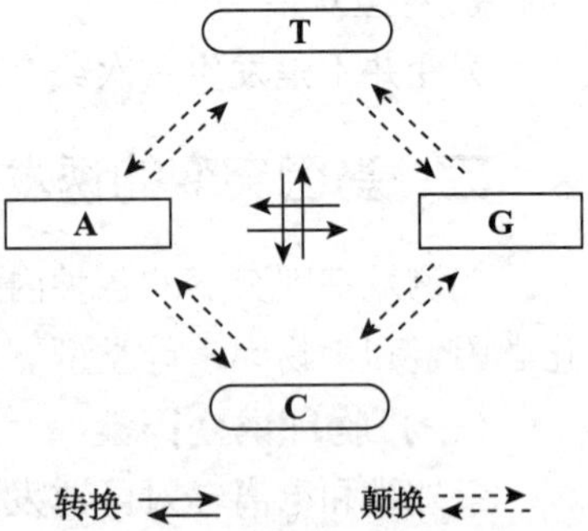

1. 碱基置换

一个碱基被另一个碱基取代而造成的突变称为碱基置换突变。凡是一个嘌呤被另一个嘌呤所取代，或者一个嘧啶被另一个嘧啶所取代

转换 ⇌　　　颠换 ⇠⇢

图 2 - 10　碱基置换示意图

的置换称为转换（transition）；一个嘌呤被另一个嘧啶所取代或一个嘧啶被另一个嘌呤所取代的置换称为颠换（transversion）（图 2-10）。自然界的突变，转换多于颠换。碱基置换会导致蛋白质一级结构的氨基酸组成改变，影响生物体蛋白质及酶的功能。

由于碱基置换导致核苷酸顺序的改变，对多肽链中氨基酸顺序的影响，有以下四种效应。

（1）同义突变 单个碱基置换后，mRNA 上改变后的密码子与改变前所编码的氨基酸一样，肽链中出现同一氨基酸。例如 DNA 分子模板链中 CTA 的第三位 A 被 G 取代而成 CTG，则 mRNA 中相应的密码子 GAU 就被转录为 GAC，GAU 和 GAC 都是天冬氨酸的密码子，翻译成的多肽链没有变化，这种突变称为同义突变。

（2）错义突变 DNA 分子中的核苷酸置换后，改变了 mRNA 上遗传密码，从而导致合成的多肽链中一个氨基酸被另一氨基酸所取代，这种情况称为错义突变。例如 mRNA 分子正常编码顺序为：UAU（酪）GAA（谷）AAA（赖）UUG（亮）AAA（赖）CCA（脯），当第二密码子的 A 替换为 U 时，则 GAA（谷）→GUA（缬），即上述顺序改变为 UAU（酪）GUA（缬）AAA（赖）UUG（亮）AAA（赖）CCA（脯）。错义突变的结果产生异常蛋白质和酶（图 2-11）。

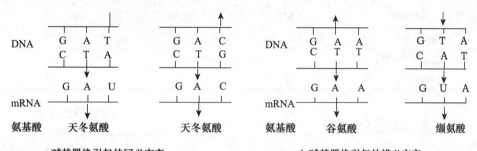

图 2-11 碱基对置换引起的突变

（3）无义突变 当单个碱基发生置换，出现终止密码子（UAG、UAA、UGA）时，多肽链将提前终止合成，所产生的蛋白质（或酶）大都失去活性或丧失正常功能，此种突变称为无义突变。例如，DNA 分子模板链中 ATG 的 G 被 T 代替时，相应的 mRNA 上的密码子便从 UAC 变成终止信号 UAA，翻译到此为止，肽链缩短。

（4）终止密码突变 当 DNA 分子中一个终止密码发生突变，成为编码氨基酸的密码子时，多肽链的合成将继续进行下去，肽链延长，直到遇到下一个终止密码子才停止，因而形成了延长的异常肽链，这种突变称为终止密码突变。

2. 移码突变

移码突变是指 DNA 链上插入或丢失 1 个、2 个甚至多个碱基（但不是三联体密码子及其倍数），在读码时，由于原来的密码子移位，导致在插入或丢失碱基部位以后的编码都发生了相应改变。例如原来的 mRNA 是 GAA、GAA、GAA、GAA……按照密码子所合成的肽链第一个氨基酸是谷氨酸。如果在第一个密码子前增加一个 G，那么 mRNA 就变成了 GGA、AGA、AGA、AGA……按照这些密码子合成的肽链就是一个以甘氨酸开头的多肽。移码突变的效应往往表现严重，引起肽链的改变，而肽链的改变将引起蛋白质性质的改变，进而严重影响细胞和机体的正常生命活动，严重者会导致个体的死亡。

（二）片段突变

突变跨越两个或数个基因，涉及 DNA 链中 1000 ~ 2000 个碱基的变化，碱基对可发生缺失、插入、重复和重排。这类突变导致基因结构的明显变化，所编码的蛋白质失去正常的生理功能，

（三）动态突变

动态突变指串联重复序列的重复次数随世代的传递而逐代累加的突变形式。现已发现与动态突变有关的疾病有 20 多种。这类动态突变所引起的疾病称为三核苷酸重复扩增疾病。这种突变的共同特征为如下。①重复序列可发生于基因的编码区和非编码区；②发病年龄与基因重复序列的拷贝数呈一定的联系，并呈早发现象，在连续几代的遗传中，发病年龄提前而且病情严重程度增加。如脆性 X 综合征患者基因序列中，（CGG）n 拷贝数达 60 ~ 1000 个，导致智力低下，而正常人仅为 30 个（表 2 - 4）。

表 2 - 4　三核苷酸重复动态突变的疾病

疾病	密码子	正常拷贝	患者拷贝
亨廷顿舞蹈病	CAG	11 ~ 34	42 ~ 100
小脑共济失调	CAG	4 ~ 18	40 ~ 200
强直型肌营养不良	CTG	7 ~ 23	49 ~ 75
脊髓肌肉萎缩症	CAG	11 ~ 33	40 ~ 62

四、基因突变的修复

基因的化学本质是 DNA，环境因素的变化会导致 DNA 分子的损伤或改变。但机体细胞存在着多种 DNA 修复系统，这些修复系统可以部分地改正和修复 DNA 分子的损伤，从而保持基因的稳定性，降低突变带来的有害效应。

（一）切除修复

切除修复是一系列连续的酶促反应过程。是人体 DNA 修复主要方式。它的主要步骤如下。①切开：核酸内切酶识别 DNA 损伤部位的胸腺嘧啶二聚体（T - T），切开该 DNA 单链；②合成：以另一条正常的 DNA 链为模板，在 DNA 聚合酶作用下，按碱基互补原则，补齐需切除部分的 DNA 序列；③切除：核酸外切酶切去含嘧啶二聚体的片段，并由连接酶将断口与新合成的 DNA 片段连接起来（图 2 - 12）。这种修复方式除了

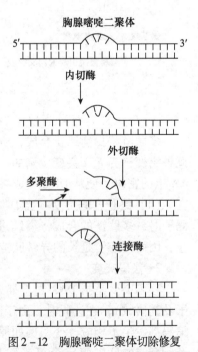

图 2 - 12　胸腺嘧啶二聚体切除修复

能切除嘧啶二聚体外，还可切除 DNA 上其他损伤。正常人的切除能力很强，如正常人的成纤维细胞经紫外线照射后，12 ~ 25 小时后即有 50% ~ 75% 的嘧啶二聚体被切除，

DNA 的修复合成也同时进行。

（二）重组修复

通过细胞分裂间期的 DNA 合成期来完成修复。主要步骤如图 2-13 所示。

1. 复制

含有 TT 或其他结构损伤的 DNA 仍然可以正常地进行复制，但复制到损伤部位时，子代 DNA 链中与损伤部位相对应的位置出现切口，新合成的子链比未损伤的 DNA 链要短。

2. 重组

完整的母链与有缺口的子链重组，缺口由母链的核苷酸片段弥补，缺口转移到母链上。

3. 再合成

重组后母链中的缺口通过 DNA 聚合酶的作用合成核酸片段，然后由连接酶将新片段与旧链连接，至此重组修复完成。

重组修复并没有从根本上去除亲代 DNA 中的二聚体。当第二次复制时，留在母链中的二聚体仍使复制不能正常进行，复制经过损伤部位时所产生的切口，仍旧要用同样的重组过程来弥补，随着 DNA 复制的继续，若干代以后，虽然二聚体始终没有除去，但损伤的 DNA 链逐渐"稀释"，损伤也就得到了修复，最后无损于机体正常的生理功能。

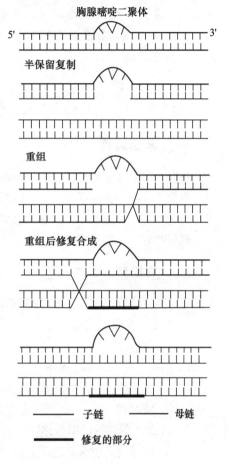

胸腺嘧啶二聚体

半保留复制

重组

重组后修复合成

—— 子链　　—— 母链

—— 修复的部分

图 2-13 DNA 的重组修复

 小　结

核酸的基本结构单位是核苷酸，核苷酸由戊糖、磷酸和碱基组成。核酸有核糖核酸（RNA）和脱氧核糖核酸（DNA）两种，其中 RNA 主要存在于细胞质中，与遗传信息的表达有关；DNA 主要存在于细胞核中，是遗传信息的载体。DNA 分子双螺旋结构模型阐明了 DNA 空间结构的基本形式，DNA 的分子结构为遗传信息的储存、传递和分析奠定了基础。细胞内的 RNA 种类较多，主要有 mRNA、tRNA 和 rRNA 三种。

基因是具有特定遗传效应的 DNA 片段，是遗传的基本单位。人类结构基因的编码区包括外显子与内含子，非编码区或侧翼顺序有启动子、增强子和终止子等。基因的功能为储存遗传信息、基因复制和基因的表达三个方面。基因复制为双向复制、半保留复制和半不连续复制，基因的表达是通过转录和翻译来实现。基因突变是指 DNA 分子中碱基对的组成或排列顺序发生改变，基因突变诱发因素有物理因素、化学因素和生物因素，基因突变具有多向性、可逆性、有害性、重复性、随机性、稀有性等特性，基因突变可分为点突变、片段突变和动态突变等，基因突变的修复主要有两种方式即切除修复和重组修复。

本章内容复杂抽象，知识点众多，在学习过程中多借助多媒体手段学习，充分发挥空间想象力，化微观为宏观，化静止为动态，化平面为立体。如 DNA 的双螺旋结构、DNA 的复制过程及基因控制蛋白质的合成过程等。注意把握每个知识点间的内在联系，循序渐进。

目标检测

一、名词解释

| 基因 | 断裂基因 | 半保留复制 | 遗传密码 | 转录 |

翻译　外显子　内含子　分子病　遗传性酶病

基因突变　转换　颠换　错义突变　无义突变

移码突变　碱基替换

二、选择题

1. 核酸中核苷酸之间的连接方式是（　　）
   A. 3′, 5′磷酸二酯键　　　　　　　　B. 2′, 5′磷酸二酯键
   C. 糖苷键　　　　D. 肽键　　　　E. 氢键

2. 只存在于 RNA 中的碱基是（　　）
   A. 腺嘌呤　　　　B. 鸟嘌呤　　　　C. 胞嘧啶
   D. 尿嘧啶　　　　E. 胸腺嘧啶

3. 对 DNA 双螺旋结构叙述错误的是（　　）
   A. 两条链通过碱基之间的氢键连接
   B. 两条链反向平行
   C. 碱基位于双螺旋的外侧
   D. 腺嘌呤和胸腺嘧啶配对
   E. 鸟嘌呤和胞嘧啶配对

4. 某 DNA 双链，一条链的碱基序列是 5′- AACGTTACGTCC -3′，其互补链为（　　）
   A. 5′- TTGCAATGCAGG -3′　　　　B. 5′- GGACGTAACGTT -3′
   C. 5′- AACGTTACGTTC -3′　　　　D. 5′- AACGUUACGUCC -3′
   E. 5′- GGAC UUACGUCC -3′

5. RNA 和 DNA 彻底水解后的产物是（　　）
   A. 戊糖相同，部分碱基不同　　　　B. 碱基相同，戊糖不同
   C. 碱基部分不同，戊糖不同　　　　D. 碱基不同，戊糖相同
   E. 碱基部分不同，戊糖相同

6. 真核细胞结构基因的侧翼顺序是（　　）
   A. 外显子与内含子接头　　　　B. 启动子、内含子、终止子

C. 编码区和非编码区　　　　　　　　　　D. 启动子、增强子、终止子

E. 启动子、外显子、终止子

7. 镰形红细胞贫血是由于 β 链的（　　　）发生了突变

　　A. 缬氨酸　　　　　　　B. 精氨酸　　　　　　　C. 赖氨酸

　　D. 谷氨酸　　　　　　　E. 酪氨酸

8. 苯丙酮尿症是由于（　　　）缺乏引起

　　A. 苯丙氨酸羟化酶　　　　　　　　　　B. 酪氨酸酶

　　C. 半乳糖－1－磷酸尿苷转移酶　　　　D. LDL 受体

　　E. 尿黑酸氧化酶

9. 珠蛋白肽链基因的碱基缺失 1 或 2 个碱基时，造成的突变称为（　　　）

　　A. 单个碱基替换　　　　　　　　　　B. 密码子的缺失

　　C. 移码突变　　　　　　　　　　　　D. 基因融合

　　E. 密码子的插入

10. 珠蛋白肽链基因的碱基由 G 突变为 C 时，造成的突变称为（　　　）

　　A. 单个碱基替换　　　　　　　　　　B. 密码子的缺失

　　C. 移码突变　　　　　　　　　　　　D. 基因融合

　　E. 密码子的插入

11. 某基因表达的多肽中，发现一个氨基酸异常，该基因突变的方式是（　　　）

　　A. 无义突变　　　　　　　B. 错义突变　　　　　　　C. 同义突变

　　D. 移码突变　　　　　　　E. 插入突变

12. 在碱基结构发生变化中，A → G 属于（　　　）

　　A. 颠换　　　　　　　　B. 移码　　　　　　　C. 转换

　　D. 缺失　　　　　　　　E. 动态突变

13. 在同义突变中，三联体密码发生改变而（　　　）

　　A. 核苷酸不变　　　　　　　　　　　B. 碱基序列改变

　　C. 氨基酸种类不变　　　　　　　　　D. 核酸种类不变

　　E. 碱基序列不变

14. 基因表达时，遗传信息的流动方向和主要过程是（　　　）

　　A. RNA→DNA→蛋白质　　　　　　　　B. hnRNA→mRNA→蛋白质

　　C. DNA→tRNA→蛋白质　　　　　　　　D. DNA→mRNA→蛋白质

　　E. mRNA→DNA→蛋白质

三、问答题

1. 简述 DNA 双螺旋结构模型的内容。

2. 比较 DNA 与 RNA 特征。

3. 简述基因的结构特点。

4. 什么叫基因突变？基因突变的类型有哪些？

（杨　磊）

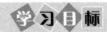

第三章

遗传的细胞学基础

学习目标

掌握细胞各部分的结构和功能。

熟悉减数分裂的概念和全过程。

了解配子的发生经过及细胞分化。

美国细胞生物学家威尔逊（E. B. Wilson）曾说："每一个生物科学问题的答案都必须在细胞中寻找"。现在人们能够使植物细胞在培养瓶中发育生长成幼苗；通过动物体细胞核的移植，无性繁殖出了克隆动物；试管婴儿的诞生给不育夫妇带来了福音；用人体造血干细胞移植可以治疗白血病。这些生命的奇迹是如何产生？又如何依赖于细胞进行遗传与发育呢？让我们走进细胞，深入地探索它的奥秘。

生物科学中发展最快的学科之一是细胞生物学。从 1665 年英国学者胡克发现细胞，到现在的几百年中，已经由最初的认知，发展到现在的应用。关于细胞的基本概念，应从以下几方面去理解：细胞是构成生物体的基本结构单位；细胞是代谢与功能的基本单位，在有机体的一切代谢活动与执行功能过程中，细胞呈现为一个独立的、有序的、自动控制性很强的代谢体系；细胞是生物体生长发育的基本单位，生物体的生长与发育是依靠细胞的分裂、细胞体积的增大和细胞的分化来实现的；细胞是遗传的基本单位，具有遗传的全能性。在生物遗传过程中，亲代和子代之间通过生殖细胞来传递遗传信息，致病基因也可以通过生殖细胞传递给下一代。

第一节 真核细胞的结构与功能

一、真核细胞概述

地球上的生物除病毒等少数种类以外，都是由细胞构成的。不同的生物，细胞的结构不完全相同。根据细胞结构的特点和复杂程度的不同，可将细胞分为原核细胞和真核细胞两大类。

原核细胞（prokaryotic cell）没有核膜、核仁遗传物质集中在一个没有明确界限的

30

拟核中，细胞的结构比较简单，直径只有 1 ~10μm。细胞表面有一层坚固的细胞壁，细胞膜紧贴细胞壁内层，细胞质中没有线粒体、内质网等由膜围成的细胞器，但胞质中含有大量分散的核糖体。细胞有一个环状的 DNA 分子，是遗传物质储存和复制的场所。

由原核细胞构成的生物称原核生物，主要有支原体、细菌、蓝藻、放线菌等。原核生物与人类关系密切，人类生存离不开原核生物，地球上最早进行光合作用的生物是蓝藻。由于蓝藻的出现，大气中有了 O_2，并且可将无机物合成有机物，逐渐使自然界生物的种类越来越多，越来越复杂。一些细菌可将动植物的遗体、粪便分解，并将分解后产生的化学元素归还到自然界中。但有些原核生物可引起人类的多种疾病，如肺炎双球菌可使人感染肺炎，结核杆菌能使人患肺结核等。

真核细胞（eukaryotic cell）是指具有核膜、核质和核仁等完整结构的细胞。真核细胞是由原核细胞进化来的，其结构复杂、功能完善、种类繁多。由真核细胞构成的生物称为真核生物。自然界中的绝大多数生物是真核生物，包括植物、动物和真菌。

构成生物体的细胞，绝大多数只能在显微镜下才能观察到。在光学显微镜下观察到的结构，称为显微结构。要观察细胞内部的精细结构，必须应用电子显微镜。在电镜下看到的直径小于 0.2μm 的细微结构，称为亚显微结构。细胞从亚显微水平到分子水平的结构统称为超微结构（submicroscopic structure）。

大多数真核细胞的直径在微米（μm）水平，而人体细胞直径一般在10 ~ 100μm 之间。人体内最大的细胞是成熟卵细胞，直径约为100μm；最小的是精子，头部直径只有 4 ~5μm；成熟红细胞直径约7 ~8μm；口腔上皮细胞直径约75μm；肝细胞直径18 ~20μm；而个别神经细胞直径100μm，其突起可长达1m。细胞的大小和细胞的功能是相适应的。神经细胞的突起长达1m，是与神经传导功能相关；鸟卵之所以大，是因为细胞质中含有大量营养物质，从而满足胚胎发育之需。

不同的生物体，细胞的数量也不同。高等多细胞生物体一般由数以亿计的细胞组成，例如人类刚出生的婴儿约含有 10^{12} 个细胞，成人大约含有 10^{14} 个细胞。

细胞的形状是多种多样的，但每种细胞的形状一定是与其功能相适应。人的血细胞、卵细胞大多是球形或卵圆形，这与它们呈游离状态有关；具有传导功能的神经细胞，伸出了长长的突起；上皮细胞根据它所存在的部位及功能不同，常呈扁平形、立方形等；肌肉细胞与它的收缩功能相适应，呈纤维状、柱状和梭形，见图3 -1。

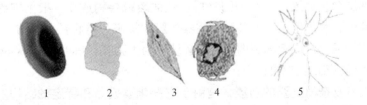

图 3 –1 各种不同形状的细胞

1. 红细胞；2. 脂肪细胞；3. 肌肉细胞；4. 骨细胞；5. 神经细胞

尽管真核细胞的种类繁多、千姿百态，但基本结构大体相同。在光镜下可分为细胞膜、细胞质、细胞核，三者之间在结构上有密切联系，在生理代谢上相互协调，以执行细胞整体的生命活动（图 3 - 2）。

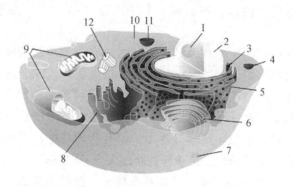

图 3 - 2　细胞结构示意图

1. 核仁；2. 细胞核；3. 核糖体；4. 过氧化物酶体；5. 粗面内质网；
6. 高尔基复合体；7. 细胞膜；8. 滑面内质网；9. 线粒体；
10. 细胞质；11. 溶酶体；12. 中心粒

知识链接

精致的细胞

当自己心爱的自行车出了毛病，你将一些零件拆卸下来，却发现很难再组装成原样。细胞的结构比自行车更为复杂。虽然人类对细胞的结构和组成物质已经深入了解，但至今还不能实现细胞的组装。哪怕是最简单的细胞，也比迄今为止设计出的任何智能电脑都更精巧！

二、细胞膜

（一）细胞膜的化学组成和分子结构

细胞膜（cell membrane）又称质膜，是指包围在细胞质外面的一层薄膜。厚度通常为 7 ~ 8nm。在光镜下观察不到细胞膜的结构，电镜下细胞膜呈现两暗一明的 3 层结构，由内外两层深色的致密层和中间一层浅色的疏松层构成。一般把细胞膜的 3 层结构作为一个单位，称为单位膜。各种细胞器的膜和核膜、质膜在分子结构上基本相似，都是由单位膜构成。常常把细胞内所有的膜统称为生物膜（biological membrane）。真核细胞的生物膜约占细胞干重的 70% ~ 80%。

细胞膜具有复杂而重要的功能，是由于它的化学成分和特定的结构。在不同类型的细胞中，细胞膜的化学成分基本相同，主要是磷脂、蛋白质和糖类，磷脂约占 50%，蛋白质约占 40% ~ 50%，糖类约占 2% ~ 10%。不同动物的细胞膜，3 种成分的比例会有很大变化，一般功能较旺盛的细胞，其膜蛋白质的种类和数量较多，这是因为膜的功能主要由蛋白质来承担。

（二）细胞膜的特性

目前被广泛接受的细胞膜结构模型为液态镶嵌模型（图3-3），其基本内容有以下几点。①由于磷脂分子具有双极性的特点，因此它们在水溶液中能自发形成脂质双分子层，这是细胞膜的基本骨架；②蛋白质分子镶嵌于磷脂双分子层中或露在磷脂双分子层表面；③膜的结构是不对称的，即组成膜的两层磷脂的种类不同，蛋白质在膜两侧的分布也不均衡，糖脂和糖蛋白多分布在细胞膜的外表面，构成细胞外被；④构成膜的磷脂分子和蛋白质分子是可以运动的，这是膜的另一个结构特点——流动性。

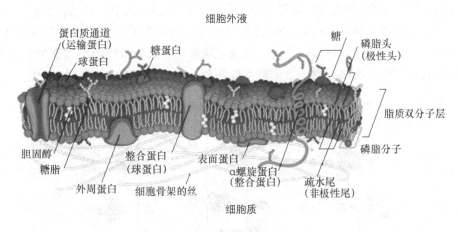

图3-3 液态镶嵌模型示意图

（三）细胞膜的功能

细胞膜作为细胞的内外边界，将每个细胞与周围环境隔离开，维持着相对稳定的细胞内部环境。细胞与周围环境不断交换运输物质，主要依靠细胞膜来进行。

1. 自由扩散

自由扩散（free diffusion）又称简单扩散，是指小分子物质直接从浓度高的一侧通过膜向浓度低的一侧转运，转运过程中既不需要膜蛋白的帮助，又不需要消耗能量（图3-4）。由于膜的基本结构是磷脂双分子层，所以，脂溶性物质、不带电荷的极性小分子和气体较易通透。如乙醚、乙醇、甘油、苯、水、O_2、CO_2 等都是以简单扩散的方式通过细胞膜的。

> **知识链接**
>
> **细胞膜与癌变**
>
> 在正常细胞外被中的纤连蛋白是一种细胞外粘着糖蛋白，它增强了细胞与细胞外基质间的粘着。癌细胞的纤连粘蛋白显著减少或缺失，粘蛋白合成发生障碍，从而破坏了细胞与基质之间和细胞与细胞之间的粘着，因此癌细胞具有易于侵润组织和转移的属性。

2. 协助扩散

协助扩散（facilitated diffusion）是指不需要消耗能量，但需借助膜载体蛋白的帮助，一些物质由高浓度一侧向低浓度一侧转运（图3-4）。一些非脂溶性物质或亲水性物质，如氨基酸、葡萄糖和金属离子等，本身不容易通过脂质双分子层，必须借助于细胞膜上特异蛋白的帮助。特异蛋白是镶嵌于细胞膜上与物质运输有关的蛋白质，称为运输蛋白。

以上两种方式都是物质顺着浓度梯度由高浓度一侧向低浓度一侧转运，运输的动力来自浓度差，不需要消耗细胞内新陈代谢所释放的能量，所以统称为被动运输。

3. 主动运输

主动运输（active transport）是指被选择吸收的物质从浓度低的一侧，运输到浓度高的一侧，此过程必须由膜上载体蛋白协助，而且需要消耗细胞内的能量（图3-4）。例如，人的红细胞中 K^+ 的浓度比血浆中的 K^+ 的浓度要高出30倍，而红细胞中 Na^+ 的浓度却是血浆中的1/6。这是由于红细胞膜上的镶嵌蛋白（$Na^+ - K^+$ 泵），能不断地将血浆中的 K^+ 运输到红细胞中，将红细胞中的 Na^+ 运输到血浆中。又如，肠腔中的葡萄糖浓度比血浆中的葡萄糖浓度低，但肠腔中的葡萄糖仍可通过肠腔上皮细胞膜不断地进入血浆中，也是由主动运输完成的。主动运输可以有选择地吸收所需要的营养物质，排出新陈代谢产生的废物，对于活细胞完成各项生命活动有重要的作用。

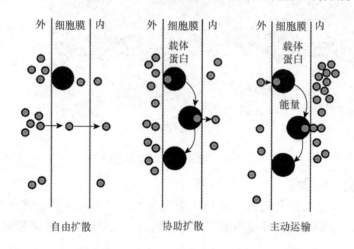

图3-4　物质出入细胞的3种方式

4. 内吞作用和外吐作用

内吞作用（endocytosis）是指大分子或颗粒性物质进入细胞的方式（图3-5）。首先，这些物质被细胞识别后，细胞膜的形态和功能发生变化，与异物接触处的膜发生内陷，将异物包围，并从细胞膜上分离下来形成小泡，进入细胞内部。细胞将固体物质吞入称为吞噬，例如，人体的巨噬细胞吞噬入侵的细菌或衰老的红细胞；细胞将液态物质吞入称为吞饮，例如，人体小肠上皮细胞摄取外界的脂肪液态物质。

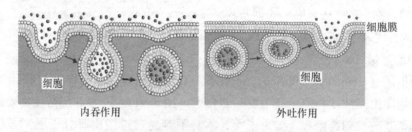

图3-5　细胞膜的内吞与外吐作用示意图

外吐作用（exocytosis）是指大分子物质和颗粒性物质排出细胞的过程，与内吞作用相反。细胞内的某些物质被膜包围形成小泡，小泡逐渐移近细胞膜，并与膜融合，使内含物排出细胞外。激素、酶等分泌物排出细胞，称为分泌；小泡内物质消化后剩余的残渣排出细胞，称为排泄。人在年轻时外排作用较强，随着年龄的增大，体表细胞内一些物质排不出去，就会产生老年斑。

细胞膜的功能还包括细胞的相互识别、信息传递以及免疫反应等。在多细胞生物体内，各个细胞都不是孤立存在的，是一个繁忙而有序的细胞社会，细胞之间必须保持功能的协调，才能使生物体健康地生存，这种协调性的实现不仅依赖于能量和物质的交流，更依赖于信息的交流。

三、细胞质

细胞膜以内、细胞核以外的全部物质，叫做细胞质（cytoplasm）。细胞质主要包括细胞器和细胞质基质。

细胞内部时时刻刻发生着物质和能量的复杂变化就像一个繁忙的工厂，在细胞质中有许多忙碌不停的"车间"，这些"车间"都有一定的结构和功能。真核细胞中具有一定化学组成和形态并执行某些特殊功能的精细结构，统称为细胞器。细胞器的存在是真核细胞的典型结构特征之一。

（一）线粒体

1. 线粒体的形态结构

线粒体（mitochondrion）普遍存在于真核细胞中，是细胞质中一种体积比较大的细胞器。光镜下，线粒体一般呈粒状、杆状或细线状，直径为 $0.5 \sim 1.0\mu m$，长 $1.5 \sim 3.0\mu m$。电镜下，线粒体是由两层膜构成的囊状结构（图3-6），分为外膜和内膜，外膜和内膜套叠在一起，互不相通。内膜向线粒体内部折叠形成嵴，嵴使内膜的面积大大增加，这对线粒体进行高速率的生化反应是极为重要的。在内膜和嵴上，附着许多排列规则、带柄的球状小体，称为基粒，基粒实际上是由多种与ATP形成有关的酶组成的复合体，它可将物质氧化分解后形成ATP，储存能量。

线粒体的数量因细胞种类和生理状况的不同而有变化。一般新陈代谢旺盛的细胞线粒体数量多，如人的肝细胞中有 1000～2000 个线粒体，人和哺乳动物的心肌、小肠等内脏细胞中线粒体也很丰富。代谢率低、耗能少的细胞线粒体含量少，如精子细胞、淋巴细胞中线粒体一般少于 100 个。细胞在不同的功能状态下线粒体的数目也会不同，如唾液腺细胞在分泌旺盛时线粒体就会增多，成熟的红细胞则缺少线粒体。线粒体一般均匀分布在整个细胞质基质中，但在活细胞内能自由移动，集中于新陈代谢比较旺盛的部位。

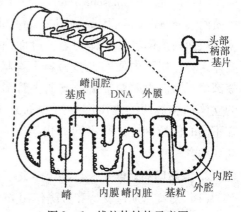

图3-6 线粒体结构示意图

2. 线粒体的功能

线粒体是细胞进行有氧呼吸和供能的场所。细胞生命活动所需的能量，约95%来自于线粒体，因此，线粒体是细胞内供应能量的"动力工厂"。

线粒体具有环状DNA，称细胞核外基因组。能进行自身转录RNA，合成自身蛋白质。线粒体基因的突变或缺失可引起线粒体遗传病。

线粒体是结构和生化功能复杂，易受损伤的敏感细胞器。细胞内外环境因素的改变，可引起线粒体结构和功能的异常。大剂量的射线和微波照射会造成线粒体粘连、缺嵴。当机体组织和器官缺血时，细胞内含氧量减少，线粒体的功能也随之减弱停止。线粒体还与人的疾病、衰老有关。医学研究发现，肿瘤细胞中线粒体的数量较相应的正常组织

> **知识链接**
>
> **无氧运动**
>
> 人体运动需要消耗能量。如果运动量适当，人体吸入的 O_2 能够满足体内线粒体有氧呼吸的需要，则能量来自细胞内的有氧代谢即有氧运动。若运动量过大，吸入的 O_2 不能满足能量供应，就是无氧运动，无氧运动酸性产物堆积在细胞和血液中，就成了"疲劳毒素"，会使人感到疲乏无力、肌肉酸痛，严重时会出现酸中毒，增加肝肾负担，所以无氧运动后，人总会疲惫不堪，肌肉疼痛几天才会消失。

少。另外，阿尔茨海默症、帕金森病也是由于线粒体功能紊乱，导致体内能量短缺，而使神经细胞死亡所引发的疾病。

（二）内质网

1. 内质网的形态结构和类型

绝大多数植物和动物细胞内都有内质网（endoplasmic reticulum，ER）。内质网穿插于整个细胞质中，内与细胞核外膜相连，外与细胞膜相连。它是由一层厚约 5 ~ 6nm 单位膜构成的互相连通的扁平囊状或小管状结构（图 3 - 7）。内质网的形态、分布和数量与细胞的类型、生理状态、代谢活性或发育阶段等有关。

根据内质网膜上有无核糖体的存在，分为粗面内质网（rough endoplasmic reticulum，RER）和滑面内质网（smooth endoplasmic reticulum，SER）两种类型。粗面内质网有核糖体附着，滑面内质网没有核糖体附着。粗面内质网大多为扁平囊状，靠近细胞核部位；滑面内质网常由分支的小管形成较为复杂的立体结构。两类内质网中所含的酶不同，所以，在不同的内质网中进行不同的化学反应，执行不同的功能。

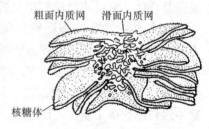

图 3 - 7 内质网立体结构示意图

2. 内质网的功能

（1）对细胞质起支持和分隔作用并与细胞质进行物质交换 内质网布满了整个细胞质，将细胞质分隔成许多室，增大了细胞内的膜面积，使细胞质与内质网之间充分地进行物质交换，保证各种细胞器均处于相对稳定的环境中，有序地进行各自的代谢活动。

（2）物质的合成与加工 粗面内质网上的核糖体是分泌型蛋白质合成的场所。分泌旺盛的细胞粗面内质网非常发达，未分化细胞和肿瘤细胞粗面内质网少。滑面内质网参与脂类、糖原的合成。

内质网是一个敏感的细胞器，缺氧、辐射、感染、饥饿以及某些化学药物，均可引起内质网的变化。例如，急性药物中毒性肝炎和病毒性肝炎患者，常见到肝细胞中粗面内质网上附着的核糖体解聚，成为离散状态的单核糖体，导致肝合成的分泌蛋白减少，血浆蛋白含量也随之下降。

（三）高尔基复合体

1. 高尔基复合体的形态结构

高尔基复合体（Golgi complex，GC）是由单层膜包围的小泡、扁平囊、大泡和分泌泡组成的复合体系（图3-8）。扁平囊构成了高尔基复合体的主体结构，一般由3～8个平行排列而成，呈半球形。扁平囊有极性，凸出的一面对着内质网称为形成面也叫顺面，凹进的一面对着细胞膜称为成熟面也叫反面。高尔基复合体是一种动态结构，粗面内质网出芽分离形成小泡，小泡携带蛋白质到达扁平囊，然后小泡并入高尔基复合体的扁平囊。大泡位于扁平囊成熟面，由扁平囊的局部或边缘膨大形成，可以脱离高尔基复合体的成熟面，形成分泌泡，分泌泡将加工修饰的蛋白质运输出胞。高尔基复合体得以不断更新。

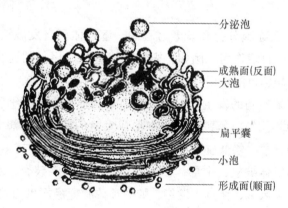

图3-8 高尔基复合体切面图

2. 高尔基复合体的功能

将内质网合成的多种蛋白质和脂类进行加工、分类与包装，并分门别类地运送到细胞的特定部位或分泌到细胞外，在这个过程中参与完成了膜的转化。高尔基复合体也参与某些物质的合成或生物大分子的装配，特别是参与糖蛋白的合成与修饰。如：胰腺细胞分泌的消化酶，在内质网合成形成小泡，小泡并入扁平囊，继续完成修饰和包装，扁平囊末端膨大成大泡，并脱离扁平囊成分泌泡，再通过细胞的外吐作用运输出胞。

高尔基复合体在各种病理条件下会发生不同程度的变化。例如，在一些功能亢进或代偿性肥大的器官中，高尔基复合体明显肥大；当肝中毒时，高尔基复合体萎缩甚至消失。

（四）溶酶体

1. 溶酶体的形态结构

溶酶体（lysosome）是由高尔基复合体膜断裂产生的。它是单层膜围绕的内含多种酸性水解酶的囊泡状细胞器，直径为 $0.2 \sim 0.8 \mu m$。溶酶体内含有酸性磷酸酶、核糖核酸酶、糖苷酶、蛋白酶和酯酶等几十种酶，所以，有人将它比喻为细胞内的"酶仓库"。

2. 溶酶体的功能

（1）自噬作用　自噬作用是溶酶体对自身结构的吞噬降解，包括清除衰老的细胞器及死亡的细胞。任何细胞和细胞器都有一定的寿命，为了保证细胞正常的代谢活动，必须不断地清除它们，这个任务主要由溶酶体完成。当溶酶体中的水解酶缺乏时，细胞成分与结构得不到更新，直接影响细胞的代谢，引起疾病。台 – 萨（Tay – Sachs）病就是由溶酶体中缺乏 β – 氨基己糖酯酶 A 引起的。

（2）异溶作用　溶酶体对外来物质的吞噬降解，是细胞的一种防御功能。细胞吞噬的病毒、细菌及大分子物质，形成泡状小体称吞噬小体，溶酶体很快与其融合，并将吞噬物水解消化，消化后，可溶性小分子被细胞再利用，未被消化的残渣成为废物经外吐作用被排出细胞。由于溶酶体能分解多种有机物，因此被称为细胞内的"消化车间"。

（3）自溶作用　在细胞分化和衰老过程中，溶酶体可自发破裂，释放出水解酶，使整个细胞被分解，叫自溶作用。例如，蝌蚪变成青蛙时尾部的退化、哺乳动物子宫内膜的周期性萎缩等均属自溶作用。

溶酶体异常会导致疾病的发生。例如，糖原累积症，患儿肝细胞的溶酶体中缺乏水解糖原的酶，糖原不能被分解，在细胞中形成大量的糖原泡。患儿表现肝、心、肌肉、肾和神经系统的异常，伴低血糖、酸中毒，生命一般只能维持 1 年左右。

某些情况下，如机体缺氧、中毒、创伤等，溶酶体膜常破裂，水解酶释放，整个细胞被破坏。肿瘤、类风湿、休克、发热、肺炎和矽肺等疾病也与溶酶体有关。例如，矽肺病是二氧化矽尘粒（矽尘）吸入肺泡后，被巨噬细胞吞噬，含有矽尘的吞噬小体与溶酶体合并，导致巨噬细胞溶酶体膜破裂，细胞本身也被破坏，矽尘释出后，又被其他巨噬细胞吞噬，如此反复进行，受损或已破坏的巨噬细胞释放"致纤维化因子"，激活成纤维细胞，导致胶原纤维沉积，肺组织纤维化，肺弹性降低，呼吸困难。类风湿关节炎是由于关节滑膜处细胞的溶酶体膜破裂，导致关节细胞的组织损伤。

（五）核糖体

1. 核糖体的形态结构

电镜下，核糖体（ribosome）是椭圆形的粒状小体。无膜包裹，大致由等量的rRNA 和蛋白质组成，蛋白质分子排列于核糖体的表面，rRNA 分子被包围于中央。核糖体由两部分组成，较大的部分称大亚基，较小的部分称小亚基。许多核糖体往往由一条信使 RNA（mRNA）串联成多聚核糖体（图 3 – 9）。

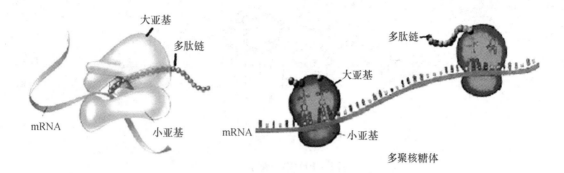

图 3-9 核糖体立体结构示意图

核糖体多数游离在细胞质基质中，称游离核糖体；还有的附着在粗面内质网上，称附着核糖体；少数核糖体存在于叶绿体、线粒体及细胞核中。

2. 核糖体的功能

核糖体是蛋白质合成的场所。附着核糖体主要合成某些专供输送到细胞外的分泌蛋白质，如抗体、酶原或蛋白质类的激素等。游离核糖体所合成的蛋白质，多半是分布在细胞质基质中或供细胞本身需要的蛋白质，如组蛋白、肌球蛋白及细胞所含的酶。

核糖体的分布和数量，与细胞的生理活动密切相关。一般情况下，细胞分裂活动旺盛时，游离核糖体的数量比较多，这是辨认肿瘤细胞的标志之一。

（六）过氧化物酶体

1. 过氧化物酶体的形态结构

过氧化物酶体（peroxisome）又称微体。是由一层单位膜围成的圆形或卵圆形小体，直径约为 $0.5 \sim 1.0 \mu m$。微体内含 40 多种酶，过氧化氢酶是微体的标志酶。

2. 过氧化物酶体的功能

过氧化物酶体对细胞起解毒作用。人体肝、肾细胞中的过氧化物酶体可分解来自血液中的有毒成分，担负着清除血液中各种毒素的作用。例如人们饮入的乙醇几乎有一半是以这种方式被分解的，从而解除了乙醇对细胞的毒性作用。

过氧化物酶体与肝癌及多种人类遗传性疾病有关。脑肝肾综合征是一类与过氧化物酶体有关的遗传病，患者过氧化物酶体中的有关酶变异，脑、肝、肾异常，患儿出生 3~6 个月后死亡。

（七）中心粒

中心粒（centriole）通常位于细胞核附近，是一个中空的短柱状小体，长约 0.3 ~ $0.7 \mu m$，直径约 0.15 ~ 0.25 μm。每个中心粒由 9 组纵行的微管组成，每一组微管由 A、B、C 3 条微管并列而成。每组三联管相互之间斜向排列，形似风轮。一般情况下，两个中心粒互相垂直排列，与其周围的物质一起构成一个中心体（图 3-10）。

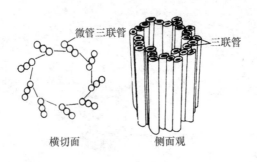

微管三联管 三联管

横切面 侧面观

图 3 – 10 中心粒示意图

当细胞分裂时，中心粒参与纺锤体的形成，对染色体的分离和牵拉移动起重要作用。

（八）细胞骨架

细胞骨架（cytoskeleton）是指真核细胞中的蛋白质纤维网架体系，由蛋白质组成，没有膜的结构，互相联结成立体的网络。细胞骨架几乎参与细胞一切重要活动，不仅在维持和改变细胞形态、保持细胞内部结构的有序性方面起重要作用，而且还与细胞运动、物质运输、能量转换、信息传递、细胞分裂和分化、基因表达等生命活动密切相关。细胞骨架异常是肿瘤失控的重要因素。

细胞骨架包括微管、微丝和中间纤维。微管（microtubule）是存在于细胞质中由微管蛋白组装成的中空管状结构，直径 24 ~ 26nm。除红细胞外，真核细胞都有微管。微管的基本功能是维持细胞的形态、参与细胞运动与细胞内物质运输，如纤毛运动、鞭毛运动以及纺锤体和染色体运动都有微管的参与；微丝（microfilament）比微管细而长，是一种实心的骨架纤维，直径为 7nm。微丝在肌肉收缩、物质运输、胞质分裂、细胞器运动等活动中起重要作用；中间纤维（intermediate filamerts，IF）是介于微丝与微管之间，由蛋白质分子构成的中空管状结构。中间纤维在细胞质中起支架功能，并与细胞核定位有关。

细胞质基质（cytoplasmic matrix）是富含蛋白质（酶），具有一定黏度，能流动的透明物质，是细胞重要的结构成分，体积约占细胞质的一半。其功能主要是为各种细胞器维持正常结构提供所需要的离子环境；为各类细胞器完成其活动供给所必须的一切底物；它是细胞进行新陈代谢的主要场所。成分包括水、各种无机离子、脂类、糖类、核苷酸、氨基酸、蛋白质、酶等。

四、细胞核

细胞核（nucleus）是真核细胞中体积最大、功能最重要的结构，是储存遗传物质的区域，也是细胞代谢、生长、繁殖、分化、遗传和变异的调控中心。真核细胞，一旦失去了细胞核便会很快死亡。只有少数几种细胞可以在无核状态下继续进行某些生命活动，如人类的成熟红细胞在无核状态下仍能生活 120 天，但不能再进行分裂增殖。

在细胞生活周期的不同阶段，细胞核的形态变化很大。当细胞处于两次分裂之间时，光学显微镜下可观察到典型的细胞核，即间期细胞核，间期细胞核结构包括：核膜、核仁、染色质、核基质4部分（图3-11）。当细胞进入分裂期后，细胞核会逐渐瓦解，核膜消失，待分裂完成后，细胞核又重新恢复原状。

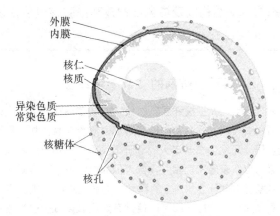

图3-11 细胞核结构示意图

细胞核的形态、大小、位置和数量往往因细胞的类型不同而不同。一般在球形、柱形细胞中，核的形状多呈圆球形或椭圆形；扁平细胞中，核为扁平卵圆形。肿瘤细胞中会出现畸形核。细胞核的位置一般居于细胞中央，绝大多数细胞只有一个核。

（一）核膜

核膜在电镜下观察是由两层生物膜构成的多孔性膜，总厚度为20～40nm。每层膜厚度约为6～9nm，在内外两层膜之间有15～30nm的间隙，称为核周隙，其内充满各种蛋白质和酶。核膜的外表面常附有核糖体并与粗面内质网相连，核周隙与粗面内质网腔互相沟通。核膜的某些部位，内外层核膜会彼此融合，形成许多直径约为50～80nm的圆孔，称为核孔。核孔是细胞核与细胞质之间进行物质交换的重要通道。一般生长代谢旺盛、分化程度低、转录活性强的细胞，核孔往往较多。如合成卵黄时期的未成熟卵细胞的核孔数目比成熟卵子多40%。

在真核细胞的间期细胞核中，通过超薄切片电镜可观察到，位于内层核膜与染色质之间的核纤层结构，厚度为30～100nm，由核纤层蛋白构成，纵横排列整齐，呈正交状编织成网络（图3-12）。绝大多数细胞的核纤层很薄，只有将核膜与染色质去除

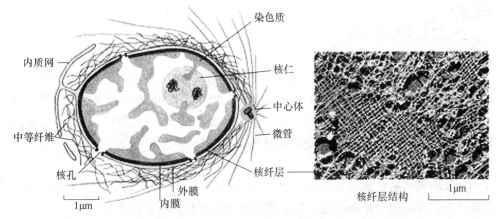

图3-12 核纤层结构示意图

后才能观察到。分裂期细胞的核纤层解体，以单体形式存在于胞质中。核纤层与核膜、染色质及核孔在结构上有密切联系，在细胞核中起支架作用，与核膜的稳定性、核孔位置、间期染色质形态与空间结构以及染色质构建和细胞核组装密切相关。

知识链接

导致心脏病的"衰老蛋白质"

英国伦敦国王学院发现名为"A 型核纤层蛋白前体"的蛋白质与人体衰老有关。这种蛋白质在心脏病发病过程中起着重要作用，它会使心脏细胞难以修复自身损伤，导致心血管硬化和脂肪堆积，最终导致心脏病。研究还发现在老年人的心脏横纹肌细胞中，这种蛋白质的含量偏高。虽然这种蛋白质在体内积累与自然衰老密切相关，但人们的生活方式也会对这种蛋白质的积累速度造成影响，如吸烟可增强氧化应激就会加速它的积累，提前造成心脏细胞衰老并导致心脏病。这项研究为治疗心脏病找到了一个新途径，即可以通过有效抗氧化减少这种蛋白质或抑制其发挥作用来延缓心脏细胞衰老。

（二）核仁

核仁存在于间期细胞核内，光学显微镜观察是细胞核中折光较强的圆形颗粒。一般细胞核中有 1~2 个核仁，有的可达几十个。核仁的化学成分主要是蛋白质、RNA 和少量的 DNA。在电子显微镜下观察，核仁是无膜包被的一团裸露的海绵状结构，由颗粒区、纤维区、核仁相随染色质和基质四部分组成。颗粒区位于核仁的外周部分，由许多直径为 15~20nm 的颗粒集合而成，包围着中心的纤维成分；纤维区位于核仁的中央部分，由直径为 5~10nm 的纤维组成，构成核仁的海绵状网架；核仁相随染色质由围绕在核仁外表面和伸入到核仁内部的染色质丝组成，直径约 10nm。其中伸入到核仁中央的部分可以转录大量的 rRNA。核仁的颗粒成分、纤维成分和核仁相随染色质存在于无定形的蛋白质溶液中，这种液体物质称为核仁基质。

核仁的主要功能是转录和合成 rRNA，并负责把 rRNA 和蛋白质组装成核糖体的大、小亚基。一般蛋白质合成旺盛和分裂增殖较快的细胞，核仁较大，数目也多。如胰腺细胞、胚胎细胞、肿瘤细胞等；合成蛋白质少而慢的细胞，如上皮细胞、肌细胞，核仁就比较小。

（三）染色质与染色体

1. 染色质的化学组成

染色质（chromatin）是间期细胞遗传物质存在的形式。光镜下观察，呈颗粒状、团块状，容易被碱性染料染色。电镜下染色质是直径为 25nm 的细长丝状物结构。染色质的主要化学成分是 DNA、组蛋白、非组蛋白和少量的 rRNA，其中 DNA 和组蛋白的含量高而稳定，约占染色质化学成分的 98% 以上。

2. 染色质的分类

间期细胞核的染色质可分为常染色质和异染色质。两种染色质是同一种物质的不同功能状态，在结构上是连续的，在生理活动过程中是可以互相转变的。

（1）常染色质 结构疏松，呈解螺旋化的细丝纤维状，染色浅，功能活跃，能进行 DNA 的复制和 RNA 的转录。

（2）异染色质　结构紧密，螺旋化或折叠程度高，染色深，功能不活跃，处于抑制状态。

异染色质又分为结构异染色质和功能异染色质两种。结构异染色质是指各类细胞中整个细胞周期内都处于凝集状态的染色质，多位于着丝粒区、端粒区。功能异染色质只在一定细胞类型或生物一定发育阶段凝集，如女性含一对 X 染色体，其中一条始终是常染色质，但另一条在胚胎发育的第 16 ~ 18 天变为凝集状态的异染色质，该条凝集的 X 染色体在间期形成染色深的颗粒，称为巴氏小体（X 染色质）。

3. 染色体组装

染色体（chromosome）是细胞进入分裂期，染色质细丝经过高度螺旋并反复折叠聚缩而成的棒状结构。因此，染色质和染色体是同一种物质在细胞不同时期的不同表现形式。每条染色体的 DNA 双链螺旋若伸展开，平均长度约为 5cm，细胞核内全部 DNA 连接起来约 1.7 ~ 2.0m，而细胞核直径不足 10μm。不难想象，DNA 以螺旋和折叠的方式压缩，缩短至原来的 1/10000 ~ 1/8400。

电镜下观察，染色质和染色体的基本结构单位是核小体。每一个核小体通常含有 200 个碱基对（bp）和 9 个组蛋白分子。其中 8 个组蛋白分子构成一个八聚体，外面缠绕 1.75 圈约 146 个 bp 的 DNA 分子（图 3 – 13）。相邻核小体之间由约长 60 个 bp 的 DNA 相连而成，称为连接区。这样许多核小体就串连成念珠状细丝，是染色质包装的一级结构，DNA 分子长度压缩至 1/7。螺线管是染色质的二级结构，6 个核小体缠绕一圈，形成中空的螺线管，念珠状小体长度缩短为原长度的 1/6。超螺线管为染色质的三级结构，是螺线管进一步盘曲而成，其长度为螺线管长度的 1/40。超螺线管再螺旋盘曲形成杆状的染色单体，其长度变为超螺线管的 1/5。因此，DNA 分子经过四级螺旋化及折叠之后形成染色体（图 3 – 14），其长度压缩到原来长度的 1/8400。

人类体细胞的染色体为 46 条，生物的遗传信息储存在 DNA 分子中，所以染色体是遗传信息的载体。

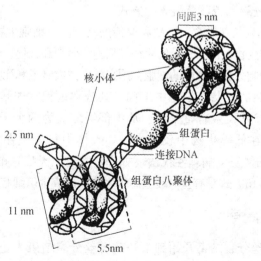

图 3 – 13　核小体结构示意图

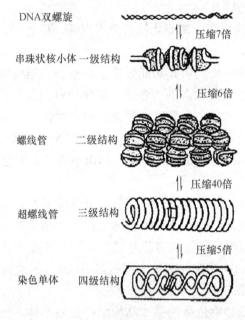

图 3 – 14　染色质螺旋成染色体示意图

（四）核基质

核基质是细胞核中染色质、核仁等有形结构存在的环境。主要成分为水、蛋白质、酶和无机盐等。核基质是细胞核内的所有结构表达各种功能和进行各种化学反应的场所。

第二节　细胞增殖

一、细胞增殖方式

细胞增殖是细胞生命活动的特征之一，细胞通过分裂，数目不断增加。细胞增殖包括无丝分裂、有丝分裂和减数分裂 3 种方式。

细胞增殖是生物体生长、发育、繁殖和遗传的基础。单细胞生物，以细胞分裂的方式产生新的个体；多细胞生物，由一个受精卵经过细胞的分裂和分化，最终发育成一个新的多细胞个体，同时通过细胞分裂产生新的细胞，用来补充体内衰老和死亡的细胞。

无丝分裂最早在鸡的胚胎红细胞中发现。其分裂过程首先是细胞核先伸长，然后中央凹陷变细，呈哑铃状，接着整个细胞从中部缢缩成为两个子细胞，没有染色体的组装和纺锤体形成，在低等生物中较为常见。人体中只发生在某些迅速分裂的组织（如口腔上皮）及创伤修复、病理性代偿（如伤口附近、炎症）的组织中。

真核生物的主要增殖方式是有丝分裂。高等生物在形成生殖细胞时，要进行减数分裂。

二、细胞增殖周期

细胞从上一次有丝分裂结束开始到下一次有丝分裂结束为止所经历的整个过程称为细胞周期。细胞周期分为分裂间期和分裂期（M 期）（图 3 – 15）。分裂间期占细胞增殖周期的 95% 以上。

（一）细胞增殖周期各期的主要特点

1. 间期

间期是指从上一次有丝分裂结束开始，到下一次有丝分裂开始为止所经历的过程。根据细胞中 DNA 的合成情况，间期又分为 DNA 合成前期（G_1 期）、DNA 合成期（S 期）、DNA 合成后期（G_2 期）。

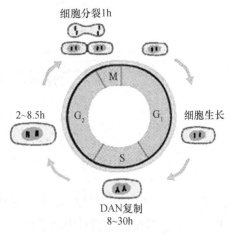

图 3 – 15　细胞周期图解

（1）G_1 期　是指前一次细胞分裂结束到下一次 DNA 合成开始前的细胞生长、发育时期。这个时期的主要特点是细胞不断生长，体积增大，物质代谢活跃，主要合成 3 种 RNA、蛋白质和各种酶系，为 DNA 复制作好物质和能量准备。

细胞周期的长短主要决定于 G_1 期，也是药物等因素作用于细胞周期的一个敏感点。各类细胞的 G_1 期所需时间差异非常大，可从几小时到数月或更长。细胞进入 G_1 期后有 3 种去向。①细胞不断离开 G_1 期，继续保持分裂能力，称连续分裂细胞。如骨髓造血干细胞、皮肤生发层细胞、小肠绒毛上皮隐窝细胞及精原细胞等；②不再增殖失去分裂能力，终生停留在 G_1 期，直至衰老死亡，这类细胞又称终端分化细胞。如神经细胞、肌肉细胞、红细胞、角化细胞等；③暂时不增殖，这类细胞有增殖能力但暂时停留在 G_1 期，当机体受到某种刺激，可重新进行细胞增殖，这类细胞称为休眠细胞或 G_0 期细胞。如肝细胞、肾细胞，淋巴细胞。若处于 G_0 期的细胞是肿瘤细胞，则是肿瘤复发的根源。

（2）S 期　这一时期进行 DNA 的复制合成，同时合成与 DNA 有关的组蛋白。DNA 复制后，细胞内 DNA 的含量增加一倍。通常只要 DNA 的合成一开始，细胞增殖就会继续下去，直到分裂成两个子细胞。S 期所需的时间，哺乳动物细胞通常为 8 ~ 30h，有时也可达 60h。

（3）G_2 期　DNA 复制完毕后，细胞进入 G_2 期。这一时期主要为细胞分裂准备物质条件，合成与有丝分裂有关的 RNA 和蛋白质，如组成纺锤丝的微管蛋白等。G_2 期所需时间很短，一般为 2 ~ 8.5h。

2. 分裂期（M 期）

分裂期的主要特征是，把已经复制的两套遗传物质 DNA 平均分配到两个子细胞中去。M 期所需的时间很短，哺乳动物细胞约 1h。根据分裂过程中染色体的变化将其分为 4 个时期。

（1）前期　细胞核膨大，核仁、核膜解体。细胞核中染色质由念珠状细丝，逐渐螺旋卷曲，形成具有一定形态和数目的染色体，每条染色体由两条螺旋化的染色单体组成，借着丝粒相连，称为二分体。中心粒在 S 期复制，形成两对中心粒，逐渐移向细胞两极。在两极中心粒之间形成由微管组装的纺锤丝，逐渐形成纺锤体（图 3–16）。

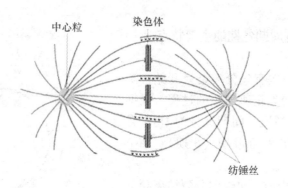

图 3-16 纺锤体示意图

（2）中期 主要特征是染色体达到最大的浓缩状态，排列在赤道面上形成赤道板。细胞分裂中期，两对中心粒已经到达细胞的两极，每条染色体的着丝粒与中心粒发出的纺锤丝相连，在纺锤丝的牵引下，移到细胞中央平面上，形成赤道板。这时染色体的形态和数目清楚，易于辨认。

（3）后期 染色体的着丝粒纵裂为二，原来连接在同一个着丝粒上的两条染色单体分离，形成数目和形态完全相同的两组染色体。在纺锤丝的牵引下，两组染色体彼此分离，分别向两极移动。与此同时，细胞拉长，并在中部开始收缩，细胞膜内凹。

（4）末期 两组染色体到达细胞的两极，逐渐解旋，伸长变细，形成染色质，然后出现新的核膜和核仁。同时细胞膜在两个子核中间凹陷加深，最后分隔成两个子细胞。

有丝分裂过程见图 3-17。

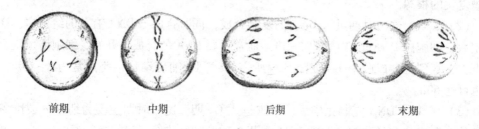

前期　　　　　中期　　　　　后期　　　　　末期

图 3-17 有丝分裂过程示意图

在上述过程中，染色体（DNA）复制一次，细胞分裂一次。复制的染色体平均分为两组，精确地分配到两个子细胞中。每个子细胞中的染色体数目与原来母细胞的染色体数目完全相同。因此，有丝分裂的过程保证了细胞核中每一条染色体和其全部遗传信息的准确复制和平均分配，从而保证了遗传物质的连续性和稳定性。

（二）细胞周期的调控

细胞的增殖在正常情况下受到严格的调节控制，以保证机体体积和生理功能的平衡。如人体消化道上皮细胞增殖力很强，但每天只产生新细胞约 3×10^{10} 个，与损耗的上皮细胞数基本相等。这说明上皮细胞的增殖速率受到了限制。细胞周期的调控还受到生长因子的影响。细胞生长因子是指对细胞的生长、增殖有促进作用的蛋白质，存在于各种组织细胞中，可调节细胞的增殖活动。如血小板生长因子（PDGF）可启动 G_0 期细胞进入细胞周期，促进 S 期 DNA 合成，从而使细胞增殖。当机体组织受到损伤时，血小板释放 PDGF，促使受伤血管内皮细胞及上皮细胞增生。伤口愈合后 PDGF 停止释放。细胞中抑素和环腺苷酸（cAMP）的浓度也影响细胞周期的调控。肿瘤细胞的 cAMP 含量下降因而使细胞增殖失控，导致细胞无限制增殖。

第三节　减数分裂与配子发生

一、减数分裂的概念和过程

（一）减数分裂的概念

减数分裂（meiosis）是配子在成熟期进行的特殊的细胞分裂。细胞连续分裂两次，染色体复制一次，一个细胞形成四个子细胞，每个子细胞中的染色体数目是原来的一半。减数分裂的过程由两次分裂组成，分别称为减数第一次分裂（Ⅰ）和减数第二次分裂（Ⅱ）。减数分裂的分期如下所示。

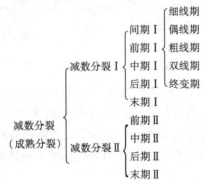

（二）减数分裂过程

1. 减数分裂Ⅰ

减数分裂Ⅰ的过程比较复杂，分为以下几个时期（图 3 - 18）。

（1）间期Ⅰ　与有丝分裂间期相似，DNA 完成自我复制。

（2）前期Ⅰ　这个时期比有丝分裂的前期历时更长，是整个减数分裂过程中最复杂的时期。根据其染色体变化的特点，又分为以下 5 个时期。①细线期（leptotene）：此期核内染色质浓缩形成细长如线的染色体，但在光镜下难以分辨；②偶线期（zygotene）：同源染色体从某一点开始相互靠拢，两两配对，称为联会。同源染色体是指形态结构、大小基本相同的一对染色体，一条来自父方，一条来自母方。联会的结果，$2n$ 个染色体配成 n 对染色体，每一对同源染色体又称为二价体。人的 23 对染色体可以形成 23 个二价体；③粗线期（pachytene）：染色体缩短、增粗，在光镜下可以看到每条染色体由两条染色单体构成，此时的二价体显示出由四条染色单体组成，称为四分体。二价体中相邻的非姐妹染色体单体之间发生交叉（chiasma），其上对称的位置上发生片段交换，引起了遗传物质的重组，从而增加了精子和卵细胞的多样性；④双线期（diplotene）：染色体进一步缩短、增粗，联会的二价体之间互相排斥而开始分离，只有交叉的部位仍然连在一起。二价体之间可以有若干个交叉，其交叉的数量和部位在同一种类不同细胞中有所不同。如人的每个二价体平均有2.36个交叉；⑤终变期（diakinesis）：染色体进一步螺旋化，变得更短、更粗，核仁、核膜消失。

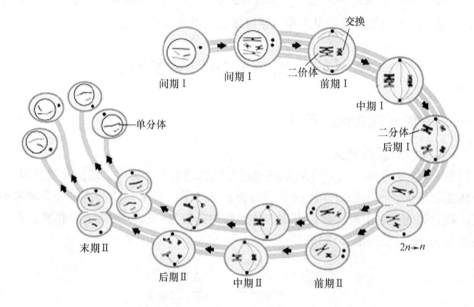

图 3-18　减数分裂过程示意图

（3）中期Ⅰ　各对同源染色体向细胞中央的平面移动，排列于细胞中央赤道板上。不同于有丝分裂的是，同源染色体的着丝粒是面向相反的两极，从纺锤体的极面观察，各二价体分散排列在赤道板附近。是鉴定染色体的最好时期。

（4）后期Ⅰ　在纺锤丝的牵引下，细胞中的同源染色体均等分离，移向细胞两极，非同源染色体可随机组合。

（5）末期Ⅰ　染色体到达两极后，解旋变成细丝状染色质，核膜重新出现，新核形成。同时细胞膜在中部横缢将细胞质均分成两部分，形成两个子细胞。这时每个子细胞中只含有 n 条染色体（即 n 个二分体），染色体数目减少一半。

2. 减数分裂Ⅱ

第一次减数分裂结束以后，染色体不需复制，细胞从末期Ⅰ很快进入前期Ⅱ，有些生物不存在间期Ⅱ。减数分裂Ⅱ的过程与有丝分裂相似。

（1）前期Ⅱ　染色体重新浓缩，每个细胞中只含有 n 个二分体，核膜消失、核仁解体，纺锤体出现。

（2）中期Ⅱ　每个二分体排列在细胞中央的赤道板上。

（3）后期Ⅱ　每个二分体的着丝粒纵裂为二，姐妹染色单体彼此分开，在纺锤丝的作用下分别移向细胞两极。

（4）末期Ⅱ　染色单体到达细胞两极，此时称为染色体。染色体螺旋逐渐松解恢复为染色质，核膜出现，新核形成，同时细胞膜中部横缢将细胞分裂为二，这时每个

子细胞中仍然含有 n 条染色体。

（三）减数分裂的生物学意义

减数分裂是生殖细胞形成过程中的必经阶段，具有非常重要的生物学意义。

首先，减数分裂形成了染色体数目减半的精子（n）和卵子（n），当精卵结合成为受精卵，又恢复为二倍体 $2n$，保证了亲代与子代之间染色体数目的稳定性。

其次，减数分裂Ⅰ过程中，同源染色体分离是分离定律的细胞学基础、非同源染色体发生自由组合是自由组合定律的细胞学基础，同源染色体联会和交叉是互换的细胞学基础。所以减数分裂是遗传学三大定律的细胞学基础。

第三，通过减数分裂，人的 23 对同源染色体，形成 $2^{23}=8388608$ 种不同染色体组成的生殖细胞。如果各对同源染色体之间再发生交换，又会增加生殖细胞中染色体组成的差异，将获得大量具有多样性的生殖细胞。使个体表现出遗传的多样性，增加了后代适应环境变化的能力，为生物的进化提供了动力。

二、配子发生

生殖细胞是连接上下两代的桥梁，亲代的遗传物质必须依靠生殖细胞才能传递给子代，因此，了解精子和卵子的发生过程，对研究人类的遗传与优生具有重要意义。

（一）精子的发生

人类精子的发生是由睾丸曲细精管上皮内的精原细胞经过增殖期、生长期、成熟期和变形期而发育到成熟精子的过程（图 3－19）。

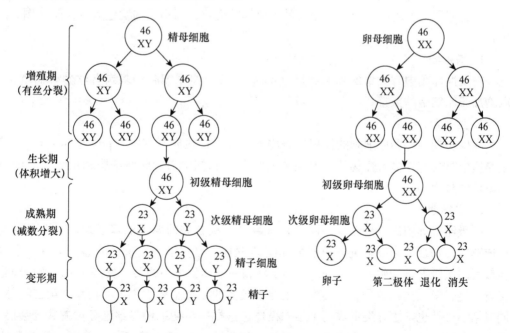

图 3－19 精子和卵子发生示意图

1. 增殖期

男性睾丸中的曲细精管上皮可产生大量的精原细胞（spermatogonium）。精原细胞经过多次有丝分裂而大量增殖，以增加精原细胞的数量，其中一部分精原细胞进入生长期。

2. 生长期

精原细胞进入生长期后体积稍有增大而成为初级精母细胞（primary spermatocyte）。精原细胞和初级精母细胞的染色体数目和其他的体细胞一样，都是二倍体 $2n$，包含有 46 条染色体，其中有 1 条 X 染色体，1 条 Y 染色体。

3. 成熟期

每个初级精母细胞在成熟期要进行减数分裂，经过减数分裂 I 后形成 2 个次级精母细胞（secondary spermatocyte），每个次级精母细胞中含有 23 条染色体。接着次级精母细胞再经过减数分裂 II，各形成 2 个精子细胞（spermatid）。结果 1 个初级精母细胞经过减数分裂后形成 4 个精子细胞，其中 2 个精子细胞含有 X 染色体，另 2 个精子细胞含有 Y 染色体，每 1 个精子细胞中都含有 23 条染色体。经过减数分裂后的精子细胞，由于只含有一个染色体组，所以称为单倍体。

4. 变形期

在人类的精子发生过程中，精子细胞还需要经过变形，发育成具有头、颈和尾的精子。

精子的形成自青春期开始，不断地进行，一般约 70 天完成一个周期。自性成熟时起，持续不断地产生精子直至生育期结束。估计一个男子一生中产生的精子数达 1 万亿个。

（二）卵子的发生

人类卵子的发生所经历的过程及其染色体的变化，与精子的发生大体相似（图 3 - 19）。

1. 增殖期

在女性卵巢中有大量的卵原细胞（oogonium），卵原细胞经多次有丝分裂而增殖，以增加卵原细胞的数量。

2. 生长期

在生长期中，卵原细胞的体积显著增大，成为初级卵母细胞（primary oocyte），其细胞质中富含有许多营养物质，最主要的是卵黄和核蛋白。卵原细胞和初级卵母细胞的染色体数为 $2n$。

3. 成熟期

初级卵母细胞进一步发育，停留在减数第一次分裂前期 I 的双线期，女性青春期性成熟后，初级卵母细胞进入成熟期而继续发育，完成第一次减数分裂，形成一个体积较大的次级卵母细胞（secondary oocyte）和一个体积很小的第一极体。次级卵母细胞接着再经过第二次减数分裂，形成一个体积较大的卵细胞和一个体积很小的第二极体，同时第一极体也随之分裂形成两个第二极体。这样一个初级卵母细胞经过减数分裂后，形成一个卵细胞（ootid）和 3 个第二极体。卵细胞含有 23 条染色体，其中一条是 X 染色体。第二极体主要含有核物质，以后不能发育而退化消失。卵细胞不需细胞变形，通过减数分裂所形成的卵细胞就是成熟的卵子。

人类卵子发生所经历时间要比精子发生过程长得多。卵原细胞的增殖是在胚胎时期的卵巢中进行的。在女性胚胎期第5个月前后，初级卵母细胞就开始进行减数分裂，减数分裂进行到前期Ⅰ（大约双线期）时，初级卵母细胞就停留在这个阶段。出生前卵巢中大约有700万个卵原细胞和初级卵母细胞，出生后逐渐退化，大约只有400个初级卵母细胞具有继续发育的能力。性成熟后，每月一般只有一个初级卵母细胞继续发育，完成第一次减数分裂，形成一个次级卵母细胞和一个第一极体。排卵就是排出处于第二次减数分裂中期的次级卵母细胞和第一极体。由卵巢排放入输卵管，在输卵管中若与精子结合受精后，次级卵母细胞才能继续完成第二次减数分裂，形成一个卵细胞和一个第二极体，同时第一极体也分裂成两个第二极体。如果未受精，则次级卵母细胞和第一极体不能完成减数分裂而死亡消失。所以，女性的初级卵母细胞在婴儿一出生就已经形成，伴随女性年龄的增长，卵子的成熟过程在体内要经历不同的时间，最长的可达50年左右。女性生育越晚，卵子受体内、外各种不良因素的风险就越高，容易导致卵子中的染色体发生异常。即随高龄孕妇年龄的增长，生育染色体异常胎儿的风险将成倍增加。

三、人类性别决定的染色体机制

与性别决定有明显而直接关系的是性染色体。在配子发生时，男性产生X染色体和Y染色体两种精子且数量相等，而女性只形成含X染色体的卵子。受精时，如果X染色体精子与卵子结合，组成XX型受精卵，将来发育成女性；若Y染色体精子与卵子结合则形成XY型受精卵，将来发育成男性。在自然状态下，精子与卵子结合是随机的，因此在人类中男女比例大致为1:1。

X染色体和Y染色体在性别决定中的作用并不相同。一个个体无论有几条X染色体，但只要有一条Y染色体就可以决定睾丸的形成，因为Y染色体的短臂上有一个决定男性的重要基因即睾丸决定因子，该基因产生的H－Y抗原可促使胚胎中原始性腺发育成睾丸。对于性染色体组成为XX的女性，由于无睾丸决定因子和H－Y抗原存在，原始性腺便发育成卵巢。因此，Y染色体在人类性别决定中起到关键性的作用。

> **知识链接**
>
> #### 她到底是男还是女
>
> 在第十届奥运会的女子100米比赛项目中，波兰人运动员瓦拉谢维奇取得了骄人的成绩，并且，她先后多次创造女子短跑的世界纪录。后来，在美国遭遇了一起汽车抢劫案，被无辜枪杀。在医生尸检的时候，发现这位被波兰人民称为女英雄的她竟然是男性，世人一片哗然，直到今天她仍是田坛上有"争议"的人物。

第四节 细胞分化

高等生物个体一般是由几十甚至上千种不同类型的细胞所构成，这些不同类型的细胞是由一个受精卵通过反复的细胞分裂、生长、凋亡和分化发育而成的。在人的个体发育过程中，受精卵产生的后代细胞，不仅出现了可见的形态变化，而且各种细胞所执行的功能也发生了差异。如：肌细胞呈柱形或梭形，合成肌动蛋白和肌球蛋白，其主要功能是收缩；红细胞呈双面凹的扁圆盘状，其中无细胞核，含丰富的血红蛋白，主要功能是携带和运输气体。细胞之间逐步产生稳定差异的过程称为细胞分化。即由原来较简单具有可塑性的状态，向异样化稳定状态进行转化的过程。人体中有220余种分化的细胞，细胞分化是生物界中普遍存在的一种现象。细胞分裂可以增加细胞的数量，即发生量的变化；细胞生长可以增加细胞的体积和重量；而细胞的分化可形成各种不同的成熟细胞，即发生质的变化。只有三者共同作用，才能实现人从一个受精卵最终发育成由多细胞构成的人体。

一、细胞分化中的发育潜能变化

根据发育潜能不同，分为全能性干细胞、多能性干细胞和专能性干细胞，最后失去分化潜能成为成熟定型的功能细胞。

受精卵能够分化出各种细胞、组织，形成一个完整的个体，受精卵的分化潜能称为全能性。单个细胞在一定条件下分化发育成为完整个体的能力称为细胞的全能性。全能性细胞应该具有全套的基因组，可以表达其中的任何基因，分化形成该物种任何种类的细胞。例如，人的受精卵以及8细胞期以前卵裂球中的任意一个细胞，均具有全能性。随着分化发育的进程，细胞逐渐丧失其分化潜能，虽然还具有分化成多种组织细胞的发育潜能，但已经失去了发育成完整个体的能力，这时的发育潜能叫多能性。如骨髓造血干细胞，可分化成红细胞、白细胞、血小板等多种血细胞，但不能分化出血液系统以外的其他细胞。随细胞分化程度的深入，其发育潜能逐渐变窄成为专能性细胞，即只能向单一方向分化，形成一种类型的细胞，如能完成组织自我更新的神经干细胞。而成熟功能细胞是行使特定功能的细胞，生物体的大部分细胞属于失去（或暂时失去）分化的功能细胞。如肝、肾、胰等脏器的实质细胞、成熟红细胞、角化上皮细胞、肌细胞和神经元等，这些功能细胞都会衰老和凋亡。从分化潜能角度来看，个体发育是由一个分化程度低、分化潜能高的幼稚细胞到分化程度高、分化潜能低的成熟功能细胞的过程。

在低等动物中，全部体细胞都具有全能性，保持着全套基因，并能再生成完整的个体。如腔肠动物门的水螅，几乎所有细胞都能再生成一个完整的水螅。另外，哺乳动物的体细胞虽然已经失去了全能性，但其细胞核仍具备全能性。

二、细胞核移植与克隆

细胞核移植技术是指将供体细胞核用显微注射的方法，移入除去核的卵母细胞中，使后者不经过精子穿透等有性过程而被激活，分裂并发育成与供体细胞核遗传成分一样的新个体。供体可以是胚胎干细胞核，也可以是体细胞核。受体大多是动物的卵细胞，因卵子的体积较大，操作较容易。因此细胞核移植技术，主要是用来研究胚胎发育过程中，细胞核和细胞质的功能，探讨有关遗传、发育和细胞分化等方面的一些基础理论问题。

克隆（clone）是指通过无性生殖，得到与母体相同遗传物质的个体（图 3 - 20）。克隆按用途不同可分为以下几种。

　　"治疗性克隆"是利用病人的体细胞或成年干细胞，通过核移植和干细胞技术，在体外进行诱导分化出与患者遗传物质一致的特定细胞、组织或器官。如皮肤、软骨、心脏、肝脏、肾脏、膀胱等，再将这些细胞、组织或器官移植到患者身上，以完成某种疾病的治疗，如老年痴呆症、帕金森综合征、1 型糖尿病等迄今无法治愈的疾病，利用这种方法将从根本上解决同种异体移植过程中最难的免疫排斥反应，同时还为用于移植的细胞、组织或器官提供了良好而充分的来源。

　　"去衰老克隆"的对象是老年人的衰老问题，因而"去衰老克隆"无需迅速诱导分化细胞，也无需特定的细胞类型，各个细胞类型均可使用，因为老年人的所有细胞类型均已衰老，均需置换，而且一般只要进行细胞移植，不必重建器官。

　　"生殖性克隆"是对整个人的复制，即从被克隆的人身上取得细胞后，利用细胞核移植技术使新的卵细胞分化并形成胚胎。然而目前所进行的实验均停留在动物实验与理论研究上，此项技术真正应用于人类还存在着种种困难。但不可否认的是，克隆技术与其他技术的共同发展，使人类器官重建不再遥不可及。

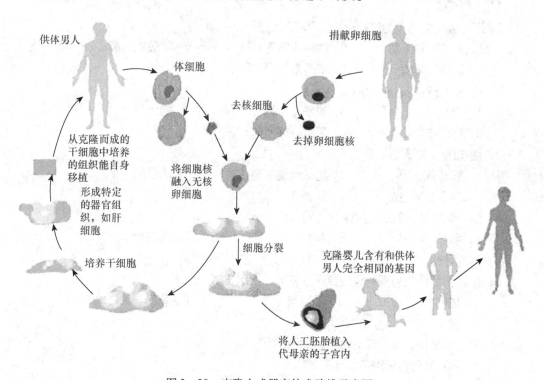

图 3 - 20　克隆人或器官技术路线示意图

　　生物体的各种生命活动如生长、发育、遗传、变异等，都是在细胞代谢的基础上实现的。细胞是生命的载体，不理解细胞就不能正确地理解生命，研究生命的各种过

程都不能脱离细胞。因此，有必要从细胞是生命活动的基本单位的高度，进一步学习细胞的结构和主要功能，以及有关细胞增殖的知识。要求重点掌握细胞的概念、细胞物质组成中的生物大分子成分、细胞的结构与特性、各种细胞器的结构和功能、细胞的功能、细胞周期各时期的动态及特点。一般掌握细胞的形态和数量、细胞周期的一些概念。了解细胞周期的调控、细胞周期与医学的关系以及细胞分化的概念和应用等。

本章内容在学习的过程中，要以已有知识为基础，前后知识相联系，并且多与生活实践相结合，要做到活学活用。

目标检测

一、名词解释

细胞　　　单位膜　　　生物膜　　　细胞器　　　细胞增殖周期
细胞骨架　　常染色质　　异染色质　　染色体

二、选择题

1. 下列哪种酶可作为过氧化物酶体的标志酶（　　）
    A. 氨基酸氧化酶　　　B. 过氧化氢酶　　　C. 尿酸氧化酶
    D. 羟基氧化酶　　　　E. 苯丙氨酸羟化酶
2. 被称为细胞内消化系统的细胞器是（　　）
    A. 线粒体　　　　　　B. 过氧化物酶体　　　C. 内质网
    D. 溶酶体　　　　　　E. 高尔基复合体
3. 脂质的合成发生在（　　）
    A. 线粒体　　　　　　B. 过氧化物酶体　　　C. 内质网
    D. 高尔基复合体　　　E. 核糖体
4. 细胞骨架系统的主要化学成分是（　　）
    A. 多糖　　　　　　　B. 脂类　　　　　　　C. 蛋白质
    D. 核酸　　　　　　　E. DNA
5. 细胞膜结构的基本骨架主要是哪种分子形成的（　　）
    A. 磷脂　　　　　　　B. 胆固醇　　　　　　C. 蛋白质
    D. 糖类　　　　　　　E. 脂类
6. 关于染色体，下列说法哪种是错误的（　　）
    A. 在有丝分裂过程中呈现的结构
    B. 主要的化学成分是核蛋白
    C. 由核小体进行一系列组装过程而形成
    D. 正常生物体内不同器官的体细胞中，染色体数目不同
    E. 染色体是遗传物质的载体
7. 常染色质是指间期细胞核中（　　）
    A. 致密的、螺旋化程度高的、有活性的染色质

B. 疏松的、螺旋化程度低的、无活性的染色质

C. 致密的、螺旋化程度高的、无活性的染色质

D. 疏松的、螺旋化程度低的、有活性的染色质

E. 疏松的、螺旋化程度高的、有活性的染色质

8. 组成核小体的主要物质是（　　　）。

A. rRNA 和蛋白质　　　B. mRNA 和组蛋白　　　　C. RNA 和非组蛋白

D. DNA 和组蛋白　　　E. DNA 和糖蛋白

9. 较大核仁常见于（　　）

A. 上皮细胞　　　　　　B. 需要很多能量的细胞，如肌细胞

C. 恶性肿瘤细胞　　　　D. 蛋白质合成水平低的细胞

E. 神经细胞

10. 细胞周期中，时间最短的是（　　　）

A. G_1 期　　　　　　B. S 期　　　　　　　　C. G_2 期

D. M 期　　　　　　　E. 分裂间期

11. 两个核小体之间的一小段 DNA 称连接区，在连接区结合着（　　　）

A. 1 个组蛋白分子　　B. 2 个组蛋白分子　　　C. 4 个组蛋白分子

D. 8 个组蛋白分子　　E. 5 个组蛋白分子

12. 细胞有丝分裂过程中，染色体伸直、变细、变长形成染色质发生在（　　　）

A. 前期　　　　　　　B. 中期　　　　　　　C. 后期

D. 末期　　　　　　　E. 晚后期

三、问答题

1. 画出线粒体的结构图并注明名称，说明线粒体为什么被称为细胞内的"动力工厂"？

2. 内质网和高尔基复合体在形态、结构和功能上有何异同？它们之间有何联系？

3. 为什么说肿瘤细胞中的核仁明显增大？

4. 什么是细胞周期？细胞周期中各期有何特点？

5. 画出液态镶嵌模型的简图，并说明各部分名称。

（白　蓉）

实验一　光学显微镜的基本结构与使用

【目的要求】

（1）熟悉普通光学显微镜的主要结构及功能。

（2）掌握显微镜的使用方法。

（3）熟悉显微镜的维护保养方法。

【实验用品】

（1）器材　普通光学显微镜、擦镜纸。

（2）试剂　二甲苯、香柏油。

（3）材料　血涂片。

【内容与方法】

（一）光学显微镜的基本结构及功能

显微镜是一种复杂的光学仪器。它是医学实验常用工具之一，其作用是将待检标本放大，以便观察和分析。光学显微镜包括机械装置和光学系统两大部分（实验图1-1）。

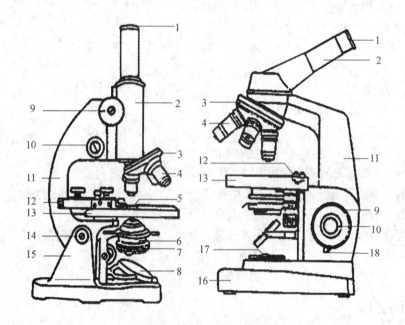

实验图1-1　显微镜的结构

1. 目镜；2. 镜筒；3. 物镜转换器；4. 物镜；5. 通光孔；

6. 聚光器；7. 光圈；8. 反光镜；9. 粗调节器；10. 细调节器；

11. 镜臂；12. 推进器；13. 载物台；14. 倾斜关节；15. 镜柱；

16. 镜座；17. 照明装置；18. 粗调限位环凸柄

1. 机械装置

（1）镜座　位于最底部的构造，为整个显微镜的基座，用以支持着整个镜体，起稳固作用。有的显微镜在镜座内装有照明光源等构造。

（2）镜柱　为垂直于镜座上的短柱，用以支持镜臂。

（3）镜臂　支持镜筒和载物台的呈弓形结构的部分，是取用显微镜时握拿的部分。支持镜筒、载物台、聚光器和调焦装置。镜筒直立式光镜在镜臂与其下方的镜柱之间有一倾斜关节，可使镜筒向后倾斜一定角度以方便观察，但使用时倾斜角度不应超过45°。

（4）调节器　也称调焦螺旋，为调节焦距的装置，分粗调节器（大螺旋）和细调节器（小螺旋）两种。粗调节器可使镜筒或载物台作较快或较大幅度的升降，能迅速调节好焦距，适于低倍镜观察时调焦。细调节器可使镜筒或载物台缓慢或较小幅度地升降，适于在低倍镜下用粗调节器找到物体后，在高倍镜和油镜下进行焦距的精细调节，或对物体的不同层次、深度的结构做细致地观察。

（5）镜筒　位于镜臂的前方，它是一个齿状脊板与调节器相接的圆筒状结构，上端装目镜，下端装物镜转换器。借调节器上下移动，调节焦距，使物像清晰。

（6）物镜转换器　又称旋转盘，位于镜筒下端的一个可旋转的凹形圆盘，其上一般装有 3~5 个放大倍数不同的物镜。旋转它可以转换物镜。旋转盘边缘有一定卡，当旋至物镜和镜筒成直线时，就发出"咔"的响声，这时方可观察玻片标本。

（7）载物台　也称镜台，是位于镜臂下面的平台，用以放置玻片标本。载物台中央有一圆形的通光孔，光线可以通过它由下向上反射。载物台上的压片夹或标本推动器可固定和移动标本。

2. 光学系统

（1）反光镜　是装在载物台下面、镜柱前方的一面可转动的圆镜，它有平凹两面。平面镜聚光力弱，适合光线较强时使用。凹面镜聚光力强，适于光线较弱时使用。转动反光镜，可将光源反射到聚光镜上，再经载物台中央圆孔照明标本。自带光源的显微镜没有反光镜，打开光源开关并调节光强度，使光线直接照射到聚光镜上为标本照明。

（2）聚光镜　在载物台下方，是一组透镜，用以聚集光线增强视野的亮度。镜台上方有一调节旋钮，转动它可升降聚光镜。往上升时增强反射光，下降时减弱反射光。

（3）光圈　位于聚光镜底部，由许多扇形活动金属片组成的圆环，其外侧有拨柄，拨动时可使光圈扩大或缩小，以调节光线的强弱。扩大光圈时光线强，适用观察染色标本；色浅或透明标本，则应缩小光圈观察。

（4）目镜　也称接目镜，装在镜筒上端，其上一般标有放大倍数（如 5× 或 10× 等），起着把物镜放大的物像进一步放大的作用。目镜内常装有一指示针，用以指示观察物的某部分。

（5）物镜　也称接物镜，装在物镜转换器上，一般分低倍镜（4× 或 10×）、高倍镜（40× 或 45×）和油镜（100×）3 种，起着把观察标本进行第一次放大的作用。显微镜放大倍数的计算公式如下：

$$显微镜对实物的放大倍数 = 目镜放大倍数 \times 物镜放大倍数$$

（二）光学显微镜的使用方法

1. 低倍镜的使用方法

（1）取镜和安放　右手握住镜臂，左手托镜座，将显微镜轻放于自己身体左前方的实验桌上，镜座后端距桌边缘 5cm 的距离为宜。

（2）对光　先转动粗调节器，使载物台下降（或镜筒升起）；转动转换器，使低倍镜对准载物台上通光孔中央，当对准时，转换器会与固定卡相碰，发出微小的声音。打开光圈，上升聚光器，左眼对准目镜，右眼睁开，转动反光镜使视野内明亮。

（3）置片　将血涂片标本标签朝上平放于载物台上，用压片夹或标本推动器固定标本，使要观察的部分正对通光孔的中央。

（4）调焦　转动粗调螺旋，使低倍镜距玻片标本 0.5 ~ 1cm。用左眼从目镜上观察，用手慢慢转动粗调螺旋，当视野中出现物像时，再调节细调螺旋，直至视野中出现清晰的物像（许多椭圆形的红细胞）为止。

本步骤需引起注意的是：低倍镜靠近玻片标本时，必须从显微镜侧面观察物镜与玻片的距离，切勿用眼在目镜上观察的同时转动粗调螺旋，以防镜头碰撞玻片造成损坏。

（5）标本与光圈的调节　直接用手或标本推进器移动标本，将要观察部分移至视野中央，便于观察。移动标本时，镜下所观察物像的移动方向与之相反。光圈的调节可拨动手柄，找出最合适的光度。

2. 高倍镜的使用方法

高倍镜的使用应在低倍镜使用的基础上进行。

（1）先在低倍镜下找到要观察标本的物像后，将要观察的部分移至视野正中，同时调节焦距使物像清晰。

（2）转动物镜转换器，使高倍镜对准通光孔。转换高倍镜时速度要慢且细心，并从侧面进行观察，防止高倍镜碰撞标本玻片。

（3）左眼从目镜观察，缓缓转动细调节器，使镜筒微微上升或下降，直至物像清晰为止。注意使用高倍镜时，所需光度比低倍镜要强，可通过调节光圈改变视野亮度。

3. 油镜的使用方法

油镜的使用必须在调好高倍镜的基础上进行。

（1）把所要用油镜观察的部分，先在高倍镜下移至视野中央。转动物镜转换器，移开高倍镜，在标本片上所要观察的位置加1滴香柏油，再转动物镜转换器，转换油镜，使之对准标本，浸在油滴中。将光圈完全打开，调节聚光镜。从目镜观察，缓缓转动细调节器，直到物像清晰为止。

（2）观察完标本后，用粗调节器下降载物台（或将镜筒升起），用滴加了二甲苯的擦镜纸擦拭干净油镜镜头和标本玻片。

注意：擦拭标本玻片动作要轻，勿擦坏标本。

（三）显微镜使用的注意事项

显微镜是精密贵重仪器，应严格遵守操作规程，使用时注意以下几点。

（1）持镜时要一手紧握镜臂，一手托住镜座，绝不能一只手提着显微镜前后摆动，以防目镜从镜筒滑出或反光镜脱落。

（2）轻拿轻放，不要把显微镜放在实验台边缘，防止碰翻落地。

（3）显微镜光学系统部件要用清洁的擦镜纸轻轻揩擦，切勿口吹、手抹或用粗布揩擦。

（4）应防止水、乙醇及腐蚀性药品等玷污显微镜。

（5）使用时先用低倍镜调整光线。观察活体标本或染色较浅的标本时，要适当关小光圈使视野变暗，方能看得清楚。

（6）放置玻片标本时要对准通光孔正中央，并且不能反放玻片，如标本玻片反放时高倍镜下看不到物像，并容易压坏玻片或物镜。

（7）观察时要双目睁开，切勿闭上一只眼睛。左眼观察视野，右眼用以绘图。低倍镜用粗调螺旋调节物距，高倍镜要用细调螺旋，粗、细调节螺旋都不能单方向过度地旋转。单向上升粗调螺旋会压碎镜片和损坏物镜。

（8）使用完毕后，转动粗调螺旋使载物台下降，取下玻片，转动物镜转换器，使物镜离开通光孔。再上升载物台使物镜接近载物台（不要对着通光孔）。然后以右手握镜臂，左手托镜座轻轻放入镜箱中。

（9）每次使用显微镜之前，先按显微镜登记卡片逐项检查显微镜各部分有无损坏。如发现损坏，应及时向实验员报告。使用之后，认真填写显微镜使用登记卡片。

【实验报告】

（1）指出显微镜各部分名称并绘图。

（2）写出显微镜使用的注意事项。

（李永鑫）

实验二 细胞的基本形态与结构

【目的要求】

（1）掌握细胞的基本形态与结构，比较动植物细胞的异同点。

（2）初步学会制作临时装片及生物绘图方法。

（3）掌握显微镜的使用方法。

【实验用品】

（1）器材 普通光学显微镜、载玻片、盖玻片、剪刀、镊子、消毒牙签、漱口杯、吸管、纱布、擦镜纸、吸水纸。

（2）试剂 2%碘酒溶液、0.1%亚甲蓝溶液、清水。

（3）材料 洋葱。

【内容与方法】

1. 洋葱鳞叶外表皮细胞装片的制作与观察

（1）用洁净的纱布擦净载玻片和盖玻片（盖玻片很薄易破，擦时要小心）。

（2）滴加 1~2 滴 2%碘酒溶液于载玻片的中央。

（3）用镊子撕取洋葱鳞叶外表皮，用剪刀剪取表皮最薄部分，将其铺展在载玻片的碘酒溶液中。用镊子轻夹盖玻片的一角，使其一侧与载玻片上的液体相接触，轻轻放下，以免形成气泡影响观察。用吸水纸吸去载玻片上多余的染液，静置染色10min左右。

（4）将制好的临时装片置于显微镜载物台上，先用低倍镜调清物像，选择较典型的细胞，再转换高倍镜观察。可见洋葱鳞叶外表皮细胞的结构多呈六边形，细胞壁着色明显位于最外层；细胞核着色最深，仔细观察核内可见颗粒状的核仁；细胞质染色较浅可见液泡（实验图2-1）。

2. 人口腔黏膜上皮细胞临时装片的制备与观察

（1）用洁净的纱布擦净载玻片和盖玻片。

（2）漱口后用消毒牙签，轻轻刮取口腔颊部内侧的黏膜（口腔黏膜上皮细胞）。

（3）将刮取物单向均匀涂在载玻片上，加 1~2 滴 0.1%亚甲蓝溶液，染色10min左右，加盖玻片，用吸水纸吸去多余的染液。

（4）将制好的临时装片置于显微镜下，先用低倍镜观察，选择完整而轮廓清晰的细胞，转换高倍镜观察。可见口腔黏膜上皮细胞呈鳞状不规则的扁平形，细胞表面有一层极薄的细胞膜；细胞质染色浅，呈透明状；细胞核着色深，多位于细胞中央（实验图 2 - 2）。

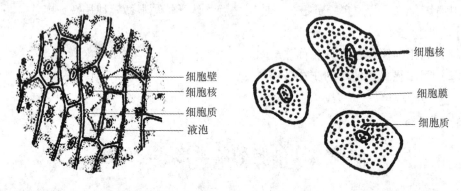

实验图 2 - 1 洋葱表皮细胞   实验图 2 - 2 人口腔黏膜上皮细胞

3. 绘制镜下生物图的方法与要求

（1）绘图工具 HB 铅笔、橡皮、直尺或三角板、绘图作业纸。

（2）绘图方法与要求 ①绘图必须真实清晰，清洁有序；②按所观察的标本绘制，不要抄绘实验教程、教材等书本上的插图；③图中各部分名称应在右侧用引线注明；④绘图时不涂色、不投影，用粗线条或细线条表示范围，用密点和稀点表示其明暗或浓淡；⑤绘图、注字、引线、图注一律使用铅笔。

【实验报告】

（1）绘出洋葱鳞叶表皮细胞结构简图，注明各部分名称。

（2）绘出人口腔黏膜上皮细胞结构简图，注明各部分名称。

（3）比较动植物细胞结构的异同点。

（李永鑫）

实验三 有丝分裂与减数分裂

【目的要求】

（1）掌握动植物细胞有丝分裂过程各个时相的特点及异同点。

（2）掌握动物生殖细胞减数分裂过程各个时相的特点。

（3）熟悉绘制生物图的方法。

【实验用品】

（1）器材 显微镜、载玻片、盖玻片、解剖盘、剪子、镊子、解剖针、培养皿、吸水纸、酒精灯、带橡皮头的铅笔、直尺。

（2）试剂 卡诺固定液（Carnoy 固定液）、醋酸洋红液、龙胆紫溶液、苯酚品红染色液、70% 乙醇、盐酸。

（3）材料　洋葱根尖、马蛔虫子宫横切片、雄蝗虫。

【内容与方法】

（一）有丝分裂

1. 洋葱根尖压片标本的制备与观察

（1）洋葱根尖的培养　在实验课前 3～4 天，取洋葱一个，放在广口瓶上，装满清水，让洋葱的底部接触瓶内的水面。把广口瓶放在温暖的地方培养。待根长约 5cm 时，取健壮的根尖制成临时压片。注意的问题：应选择底盘大的洋葱做生根材料；剥去外层老皮，用刀削去老根，注意不要削掉四周的根芽；培养时注意每天换水 1～2 次，防止烂根。

（2）取材与解离　在上午 10 时至下午 2 时，剪取洋葱根尖 2～3mm，立即放入盛有盐酸和乙醇混合液（1∶1）的玻璃皿中，在室温下解离 3～5min，至根酥软为止。解离中，应注意时间的把握，不能太长也不能太短。解离太长使细胞的结构破坏，影响制片的效果，太短则不易使细胞分离，观察时细胞容易重叠。

（3）漂洗　用镊子把酥软的根取出，放入盛有清水的玻璃平皿中漂洗约 10min。漂洗的目的是为了洗去解离液，防止解离过度；同时由于染色剂是碱性染液，如不漂洗，酸碱发生反应，不利于染色。

（4）染色　取已处理好的根尖放入 0.01g/ml 或 0.02g/ml 的龙胆紫溶液（或醋酸洋红溶液），3～5min 后使其染色适中。

（5）压片　先用镊子将根尖弄碎，盖上盖玻片；在盖玻片上加一片载玻片，用拇指轻压载玻片，使材料压成均匀的、单层细胞的薄层。压片时用力要适当，过重会将组织压烂，过轻则细胞不易分散。用吸水纸吸干盖玻片周围的染液。

（6）洋葱根尖压片标本观察　洋葱根尖分根毛区（成熟区）、伸长区、分生区和根冠。重点是观察分生区。洋葱细胞有 16 条染色体，在低倍镜下找到排列紧密、呈方形的分生区细胞，这部分细胞分裂旺盛，换高倍镜即可观察分裂的洋葱根尖有丝分裂的各期细胞，然后选取典型各期分裂细胞换油镜观察（实验图 3－1）。

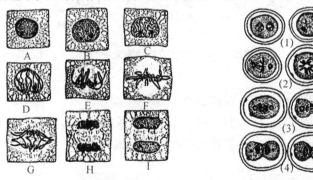

实验图 3－1　植物细胞有丝分裂　　　　实验图 3－2　马蛔虫受精卵有丝分裂

A. 间期；B，C，D. 前期；E，F. 中期；　　（1）前期；（2）中期；（3）后期；（4）末期

G. 后期；H，I. 末期

2. 观察马蛔虫子宫横切片

先用低倍镜观察，找到马蛔虫子宫腔切片中处于有丝分裂不同时期的受精卵细胞，

其外面有较厚的卵壳，再换高倍镜观察（实验图 3-2）。

（二）减数分裂

1. 蝗虫精巢生殖细胞减数分裂标本制备

（1）取材　采集成熟的雄蝗虫，在翅基部后方沿腹部背中线剪开体壁，可见两个黄色团块，即精巢，将精巢取出放在培养皿中。

（2）固定　在培养皿中放入新配制的 Carnoy 固定液，用镊子除去黄色脂肪团，使精细管散开。固定数小时后，移入 70% 乙醇溶液中保存备用。

（3）染色　取 1~2 条固定后的精细管，放在干净的载玻片上，加一滴苯酚品红染色液浸泡，用刀片将精细管切成数段，静置 5~15min 使其染色，盖上盖玻片。

（4）压片　在盖玻片上放一张吸水纸，用手指按住盖玻片边沿，以铅笔橡皮头对准标本叩击数次，使组织分散成一单层。

2. 观察结果

将上述临时压片置于低倍镜下找到正在分裂的细胞，再换高倍镜观察，确认细胞分裂所属的时期，观察染色体的形态、位置（实验图 3-3）。

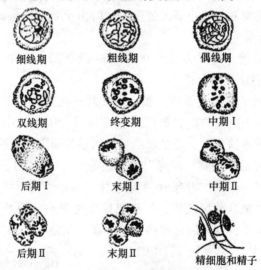

实验图 3-3　蝗虫精母细胞减数分裂

【注意事项】

（1）制片时要压碎精细管，以便染色与观察。

（2）压片时用力均匀，使细胞分散开来，便于观察。

（3）观察时应耐心谨慎，尽量找到各时期的细胞。

【实验报告】

（1）绘出洋葱根尖细胞有丝分裂的前期、中期、后期和末期 4 个时期的形态简图，并注明各个分裂时期及图中主要部分的名称。

（2）观察蝗虫精母细胞减数分裂标本，找出每个时期最清晰的分裂相，绘图并标明减数分裂各时期及主要结构名称。

（李永鑫）

第四章

人类染色体与染色体病

学习目标

掌握人类染色体的形态结构、正常核型，染色体的数目畸变和结构畸变的类型。

熟悉X染色质和Lyon假说，染色体数目异常的机制，染色体病的种类及发病机制。

了解两性畸形、染色体畸变携带者。

2005 年 11 月 3 日卫生部颁布《关于打击非法行医专项行动责任追究的意见》，医疗机构非法开展胎儿性别鉴定或选择性别终止妊娠手术的，要依法进行行政处罚，还要追究医疗机构负责人及其相关人员责任。你知道如何进行胎儿性别鉴定吗？男性与女性的染色体有什么不同？高龄孕妇为什么会生出先天愚型的患儿？学过本章后你就会得到答案。

染色体是遗传物质的载体，它具有一定的形态结构并能进行自我复制。1956 年，Joe Hin Tjio 和 Levan 首次发现人的体细胞的染色体数目为 46 条，标志着人类细胞遗传学的建立。1959 年 Lejune 首先报道了 Down 综合征是由于多了一个近端着丝粒染色体引起的；Jacobs 证实了 Klinefelter 综合征的男性是由于多了一条 X 染色体的结果。从此染色体病的研究广泛展开。1968 年 Caspersson 开创了人类染色体显带技术，人类染色体的分析愈益精确，有力地推动了染色体病的研究。

第一节　人类染色体

一、人类染色体的形态结构、类型

（一）人类染色体的形态结构

在细胞增殖周期中的不同时期，染色体的形态不断地变化。中期染色体的形态是最清楚、最典型，易于观察和分析。每条中期染色体都含有两条染色单体，它们借一个着丝粒彼此连接。由于着丝粒区浅染内缢，故也称为主缢痕（primary constriction）。着丝粒将染色体分为短臂（p）和长臂（q）。在长、短臂末端有一特化的部分，称为端粒（telomere）。它是染色体末端必不可少的结构，对维持染色体形态结构的稳定性和完整性起重要的作用。有些染色体臂上出现浅染缢缩部位，称为次缢痕（secondary constriction）。有些染色体的短臂末端有个球状结构，称为随体（satellite）（图4-1）。

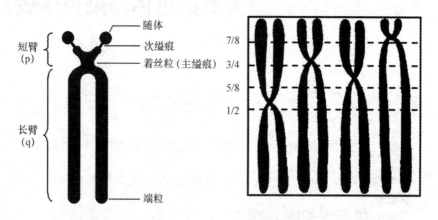

图4-1　中期染色体模式图　　图4-2　人类染色体的类型

（二）人类染色体的类型

根据着丝粒在染色体上位置的不同，可将人类染色体分为3种类型。①中央着丝粒染色体（metacentric chromosome）：着丝粒位于染色体纵轴1/2～5/8处；②亚中着丝粒染色体（submetacentric chromosome）：着丝粒位于染色体纵轴5/8～7/8处；③近端着丝粒染色体（acrocentric chromosome）：着丝粒位于染色体纵轴7/8至末端（图4-2）。

知识链接

端粒与细胞老化

端粒是真核生物染色体线性 DNA 分子末端的膨大结构。它能保护染色体末端免于融合和退化，在染色体定位、复制、保护和控制细胞生长及寿命方面具有重要作用，并与细胞凋亡、细胞转化和永生化密切相关。人类体细胞的端粒长度，随个体年龄增加而逐渐缩短。细胞每分裂一次，端粒缩短 50～200bp，短至 1～4Kbp 时，细胞就停止分裂。因此，严重缩短的端粒是细胞老化的信号。若能重建端粒，则细胞可以永远分裂。

二、染色体的核型

核型（karyotype）是指将一个体细胞中的全部染色体，按其大小、形态特征顺序排列所构成的图形。对这些图像进行染色体数目、形态结构特征的分析，确定其是否与正常核型完全一致，称为核型分析。

（一）人类非显带染色体

根据1960年美国丹佛第一届国际细胞遗传学会议（丹佛体制），将人的体细胞46条染色体进行配对、顺序排列、编号，形成人类非显带染色体核型。1～22号染色体男女共有，称为常染色体（autosome），分为A、B、C、D、E、F、G 7个组，A组最大，G 组最小。另一对染色体随男女性别而异，称为性染色体（sex‑chromosome），男性为 XY，女性为 XX。X 染色体归入 C 组，Y 染色体归入 G 组（图 4‑3）。

1. 各组的特征

（1）A 组　包括第 1～3 号 3 对染色体，为最大的一组染色体，其中 1、3 号为中央着丝粒染色体，2 号为亚中着丝粒染色体。

（2）B 组　包括第 4～5 号两对染色体，为最大的亚中着丝粒染色体。这两对染色体短臂相对较短，易于与 C 组的亚中着丝粒染色体相区别，但 4、5 号两对之间难以区分。

（3）C 组　包括第 6～12 号 7 对染色体和 X 染色体。为中等大小的亚中着丝粒染色体。其中第 6、7、8、11 和 X 染色体的着丝粒略靠近中央，短臂相对较长，第 9、10、12 号染色体短臂相对较短，X 染色体大小介于第 7 和第 8 号之间。第 9 号染色体长臂上常有一明显的次缢痕。

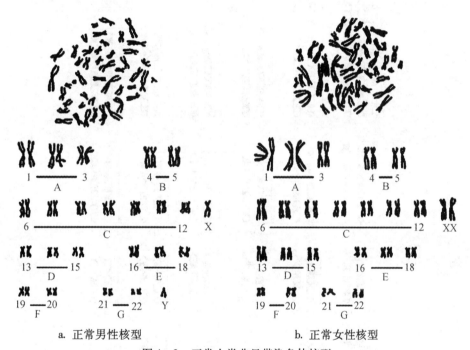

a. 正常男性核型　　　　　　　　　　　b. 正常女性核型

图 4‑3　正常人类非显带染色体核型

（4）D 组　包括第 13～15 号 3 对染色体，均为中等大小的近端着丝粒染色体，短臂上常有随体。

（5）E 组　包括第 16～18 号 3 对染色体，为较小的中央着丝粒和亚中着丝粒染色体。其中第 16 号为中央着丝粒染色体，长臂有时可出现次缢痕。第 17、18 号染色体为最小的亚中着丝粒染色体。

（6）F 组　由 19、20 号两对染色体构成，为最小的中央着丝粒染色体。

（7）G 组　包括 21 号、22 号和 Y 染色体。为最小的近端着丝粒染色体，其中 21.22 号染色体常具有随体，Y 染色体无随体。

2. 核型的描述方法

按照国际标准，在描述正常人类非显带染色体核型时，第一项是染色体总数（包括性染色体），然后是一个逗号"，"，最后是性染色体的组成。如 46，XX 表示正常女性核型，46，XY 表示正常男性核型。

如果染色体异常，核型的描述方式是：染色体总数，性染色体，染色体畸变情况。如 47，XX，+21 表示女性多了一条 21 号染色体。

（二）人类显带染色体

20 世纪 70 年代以来，出现了染色体显带技术。采用特殊的染色方法，在光学显微镜下观察到染色体在其长轴上显示出一个个明暗相间的横纹，称为染色体带。用吉姆萨染色法显示的带称为 G 带，用氮芥喹吖因染料显示的带称为 Q 带，染色体显带还有 R 带、T 带、C 带、高分辨 G 带等。1971 年在巴黎召开了第四届国际人类遗传学会议，根据 Q 带、G 带和 R 带，绘制了人类显带染色体的模式图（图 4-4）。

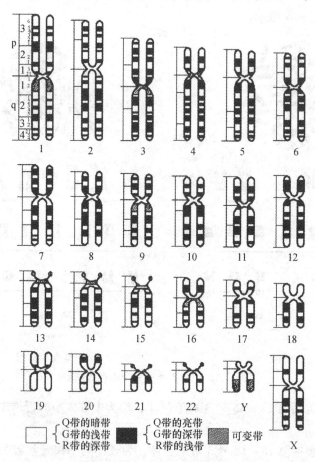

图 4-4　人类显带染色体的模式图

每条显带染色体根据 ISCN 规定的界标划分为若干个区，每个区又包括若干带。每条染色体的区和带均从着丝粒开始，沿染色体臂向臂的远端顺序编号。描述某一特定带时需要写明 4 个内容：染色体序号、臂的符号、区号、带号。例如：1q23 表示第 1 号染色体长臂 2 区 3 带（图 4-5）。

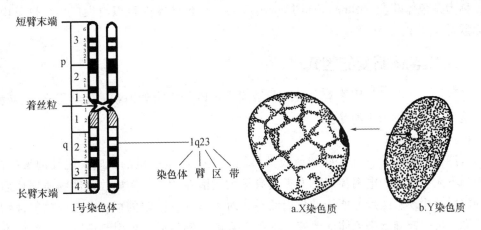

图4-5 显带染色体区带命名示意图　　图4-6 X染色质和Y染色质

三、性染色质及性别决定

性染色质（sex-chromatin）存在间期细胞核中，人类有X染色质和Y染色质两种。

（一）X染色质

正常女性的间期细胞核中紧贴核膜内缘有一个染色较深、大小约为$1\mu m$的椭圆形小体，即X染色质（X-chromatin），又称巴氏小体（Barr body）或X小体（图4-6a）。正常男性则没有X染色质。

为什么正常男女性之间的X染色质存在差异？1961年M. F. Lyon提出了X染色体失活的假说——Lyon假说，其要点如下。

（1）正常雌性哺乳动物的体细胞中，只有一条X染色体具有活性，另一条X染色体是失活的。失活的X染色体在间期细胞核中螺旋化呈异固缩状态，称X染色质。

（2）X染色体的失活是随机的。可以来自父亲，也可以来自母亲。

（3）X染色体的失活发生在胚胎发育的早期（约在胚胎发育第16天）。某一个细胞的一条X染色体一旦失活，这个细胞的所有后代细胞中的该X染色体均处于失活状态。

（二）Y染色质

正常男性个体间期细胞用荧光染料染色后，在荧光显微镜下可看到一个直径约$0.3\mu m$的强荧光小体，称为Y染色质（图4-6b）。细胞中Y染色质的数目与Y染色体的数目相等。如核型为47，XYY的个体，其间期细胞核中有两个Y染色质。

通常，通过间期细胞中X染色质和Y染色质的检查，可以对个体进行性别鉴定，也可用于性染色体数目异常疾病的诊断。

第二节　染色体畸变

正常人体细胞的染色体在形态、结构和数目上，都是相对恒定的，以保持物种的稳定。但在某些条件下，体细胞或生殖细胞内染色体的数目或形态结构发生异常的改变，称为染色体畸变（chromosomal aberration）。染色体畸变可以自发产生，也可由外界因素诱发产生。

一、染色体畸变的因素

导致染色体畸变的因素有多种，归纳起来可以分为物理因素、化学因素、生物因素、遗传因素和母亲年龄等。

（一）物理因素

自然界中存在的各种各样的射线都可能对人体产生一定的影响，但其剂量极微，故影响不大。大量的电离辐射对人类具有极大的潜在危险。例如放射性物质爆炸后散落的放射性尘埃、医疗上所用的放射线等，对人体都有一定的损害。工业放射性物质的污染也可引起细胞染色体的改变。细胞受到电离辐射后，可引起细胞内染色体发生异常。畸变率随射线剂量的增高而增高。最常见的畸变类型有断裂、缺失、双着丝粒染色体、易位、核内复制、不分离等，这些畸变都可使个体的性状出现异常。如果一次性照射大剂量的射线，可在短期内引起造血障碍而死亡。长期接受射线治疗或从事放射工作的人员，由于微小剂量的射线不断积累，会引起体细胞或生殖细胞染色体畸变。

知识链接

小小电吹风竟是辐射王

说到家用电器的辐射，我们很快就会想到电脑、电视机、微波炉等，而往往却忽视了体积较小的电吹风，其实它才是"辐射大王"。据近日上海环境辐射研究监测中心的一项检测数据显示，一般普通家用的1000W的电吹风，辐射值达350mG左右，而电视机和电脑显示器，辐射值分别约为45mG和100mG，远远低于电吹风的辐射量。因为使用电吹风时，辐射离头部距离比其他电器要近，所以辐射的危害不言而喻。

在使用电吹风时，应保持正确的方法，如开启和关闭电吹风时尽量离头部远一点；使用时，最好将电吹风与头部保持垂直；不要连续长时间使用，最好间断停歇。

（二）化学因素

许多化学物质，如一些化学药品、农药、毒物、食品添加剂等，都可引起染色体畸变。据调查，化工厂长期接触苯、甲苯等有毒物质的工人，长期居住在装修材料含甲醛的房屋中的人群，出现染色体数目异常和发生染色体断裂的频率远高于一般人群。农药中的除草剂和杀虫的砷制剂等都是染色体畸变的诱变剂。汽车尾气和香烟中的苯并芘、发霉的花生和玉米中的黄曲霉素等也能诱发染色体畸变。

（三）生物因素

导致染色体畸变的生物因素有两个方面：一是由生物体产生的生物类毒素所致；二是某些生物体如病毒本身可引起染色体畸变。真菌毒素具有一定的致癌作用，同时也可引起细胞内染色体畸变。病毒也可引起宿主细胞染色体畸变，尤其是致癌病毒。当人体感染某些病毒，如风疹病毒、乙肝病毒、麻疹病毒和巨细胞病毒时，就有可能引发染色体的畸变。

（四）遗传因素

染色体畸变有可能继承父母异常的染色体而成为一个染色体异常的患者，因此，染色体畸变具有家族聚集倾向。

（五）母亲年龄

某些染色体畸变的发生往往与父母生育年龄有一定关系。当母亲生育年龄偏大时，所生子女为三体型的情况要多于一般人群。如母亲生育年龄大于 35 岁时，生育先天愚型患儿的频率增高，这与生殖细胞在母体内停留的时间过长及合子早期所处的宫内环境有关。

二、染色体畸变的类型

染色体畸变可分为数目畸变和结构畸变两大类。

（一）染色体数目畸变

人类正常生殖细胞中的全套染色体称为一个染色体组。精子和卵子称为单倍体（haploid），用 n 表示（$n = 23$）。人类正常体细胞中含有 2 个染色体组，称为二倍体（diploid），以 $2n$ 表示（$2n = 46$）。以二倍体为标准，体细胞的染色体数目超过或少于 46 条的称为染色体数目畸变，包括整倍体改变、非整倍体改变和嵌合体。

1. 整倍体改变

体细胞中染色体数以染色体组为单位成组地增加或减少，称为整倍性改变。整个染色体组减少的可形成单倍体，单倍体个体在人类中尚未见到。整个染色体组增加的可形成多倍体（polyploid），多倍体包括三倍体（triploid）、四倍体（tetraploid）等，三倍体个体往往在人类流产胎儿中能见到。

一般认为多倍体的形成可能与双雄受精、双雌受精、核内复制等有关。

（1）双雄受精　两个正常的精子同时进入一个正常的卵子受精，从而形成三倍体的受精卵。可形成 69，XXX、69，XXY、69，XYY 3 种核型的受精卵（图 4－7a、b、c）。

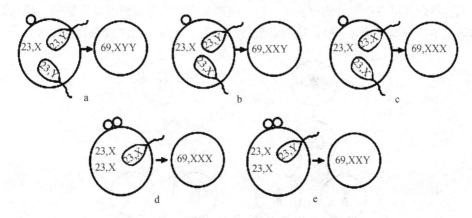

图 4－7　三倍体发生机制示意图

a～c 双雄受精；d～e 双雌受精

（2）双雌受精　第二次减数分裂形成卵子时，次级卵母细胞由于某种原因没有形成第二极体，因此第二极体的一个染色体组留在卵细胞中，形成了二倍体卵子。这种异常卵子与一个正常的精子发生受精，从而形成三倍体的受精卵。可形成 69，XXX、69，XXY 两种核型的受精卵（图 4-7d、e）。

（3）核内复制　指细胞分裂时，DNA 复制了两次，而细胞只分裂了一次。这样形成的两个子细胞都是四倍体。

2. 非整倍体改变

（1）非整倍体改变的类型　体细胞中染色体数目在 $2n$ 的基础上增加或减少一条或数条，称为非整倍性改变。这样的细胞或个体称为非整倍体。这是临床上最常见的染色体异常。当人的体细胞中染色体数目多于二倍体时，如 47、48 条，称为超二倍体（hyperdiploid）；少于二倍体时，如 44、45 条，称为亚二倍体（hypodiploid）。

1）单体型　在亚二倍体中，某号染色体丢失一条的称为单体型（monosomy），体细胞内染色体总数为 45 条，即 $2n-1$。单体型由于缺少一条染色体，一般难以存活，只有少数 X 单体（核型为 45，X）可以存活，但个体发育仍受到一定程度的影响。

2）三体型　在超二倍体中，某号染色体多出一条的称为三体型（trisomy），体细胞内染色体总数为 47 条，即 $2n+1$。几乎每号染色体都存在三体型，但仅有少数三体型可以存活。临床上常染色体中以 21、18 和 13 三体型较常见，性染色体有 XXX、XXY 和 XYY 3 种三体型。

3）多体型　某号染色体多出两条或两条以上的称为多体型（polysomy），如 X 四体型（48，XXXX）、X 五体型（49，XXXXX）等，多体型主要见于性染色体异常。

（2）非整倍体改变的形成机制　染色体非整倍体改变，一般认为是由于细胞分裂（有丝分裂或减数分裂）时染色体不分离（chromosome nondisjunction）或染色体丢失（chromosome loss）所致。

1）染色体不分离　染色体不分离是指在有丝分裂或减数分裂过程中，一对同源染色体或姐妹染色单体彼此没有分离，同时进入一个子细胞。如在第一次减数分裂的后期，同源染色体可发生不分离（图 4-8）；在第二次减数分裂或有丝分裂时，姐妹染色单体可发生不分离（图 4-9）。这两者最终都导致子细胞染色体数目发生异常。

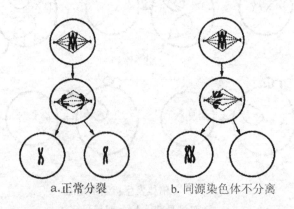

a.正常分裂　　　　b.同源染色体不分离

图 4-8　第一次减数分裂中染色体不分离

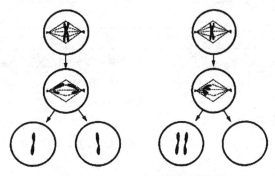

a. 正常分裂　　　b. 姐妹染色单体不分离

图4-9 第二次减数分裂中染色体不分离

2）染色体丢失　在细胞分裂的过程中，由两条染色单体形成的两条染色体，其中一条移向一极，另一条因着丝粒未和纺锤丝相连而不能移动，或因牵引时染色体的移动迟缓而没有与其他染色单体一起进入新细胞核，消失在细胞质中，结果形成的两个子细胞中，一个正常，另一个子细胞丢失了一条染色体，这种现象称为染色体丢失。

3. 嵌合体

个体体内同时存在两种或两种以上不同核型的细胞系，这种个体称为嵌合体（mosaic）。一般认为，这是由于正常受精卵早期卵裂过程中或在胚胎发育早期的细胞分裂过程中，出现某一号染色体的姐妹染色单体彼此不分离或染色体丢失造成的。如某个体为46，XX和47，XX，+21的嵌合体，可描述为46，XX/47，XX，+21。

（二）染色体结构畸变

自然界中的各种物理、化学、生物等因素都可能使染色体发生断裂。染色体断裂后，其断端具有黏性，断裂的片段如果在原来的位置上重接称染色体的自我愈合，染色体恢复正常。如果断裂片段移动位置与其他断端相接或丢失，引起各种染色体结构畸变。染色体结构畸变有缺失、倒位、易位、重复等几种类型。人类细胞遗传学命名的国际体制ISCN制定了有关人类染色体、染色体畸变及畸变核型的统一命名方法。人类染色体及其畸变的命名符号和缩写术语见表4-1。

表4-1　人类染色体及其畸变的命名符号和缩写术语表

符号	含义	符号	含义	符号	含义
ace	无着丝粒碎片	cen	着丝粒	cs	染色体
ct	染色单体	cx	复杂	del	缺失
der	衍生染色体	dic	双着丝粒染色体	dir	正位
dup	重复	e	互换	end	核内复制
f	断片	fem	女性	h	次缢痕
i	等臂染色体	ins	插入	inv	倒位
mal	男性	mar	标记染色体	mat	来自母亲
mos	嵌合体	p	短臂	pat	来自父亲
ph	费城染色体	psu	假	q	染色体长臂

符号	含义	符号	含义	符号	含义
qr	四射体	r	环状染色体	rcp	相互易位
rea	重排	rec	重组染色体	rob	罗伯逊易位
s	随体	sce	姐妹染色单体交换	t	易位
tan	串联易位	ter	末端	tr	三射体
tri	三着丝粒染色体	var	染色体的可变区	+	多余（增加）
—	丢失	:	断裂	::	断裂与重接
（ ）	括号内为结构异常的染色体	/	用于分开嵌合体中不同核型的细胞系	?	表示对染色体的识别没有把握
→	从……到	;	染色体结构重排中，用以使一条染色体与另一条染色体分开		

1. 缺失

缺失（deletion）即染色体片段的丢失，可分为末端缺失和中间缺失两种（图 4 - 10）。末端缺失是指染色体发生断裂后，无着丝粒的片段丢失。中间缺失是指染色体发生两次断裂，两断裂点之间的片段丢失。

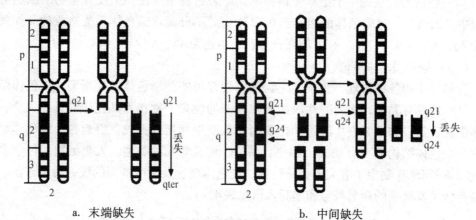

a. 末端缺失　　　　　　　　　　b. 中间缺失

图 4 - 10　染色体缺失

2. 倒位

倒位（inversion）是一条染色体发生两处断裂后，两个断裂点之间的片段旋转180°重接，造成染色体上基因顺序重排，包括臂内倒位和臂间倒位两种（图 4 - 11）。

3. 易位

易位（translocation）是两条非同源染色体同时发生断裂，一条染色体的断片接合到另一条染色体上，常见的有相互易位和罗伯逊易位等（图 4 - 12）。

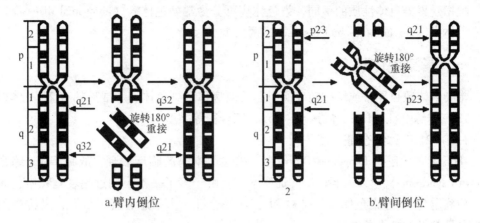

图 4－11　染色体倒位

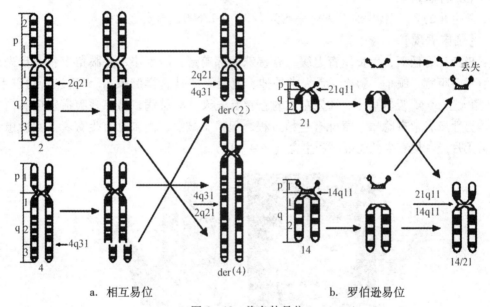

图 4－12　染色体易位

4. 重复

一条染色体断裂产生的断片连接到同源染色体中另一条染色体的相应部位，结果前者缺失，后者重复（duplication）。若重复片段的方向与原片段方向相同，称为正位重复；反之称为倒位重复。

第三节　染色体病

染色体病（chromosome disease）是指由于染色体数目异常或结构畸变引起的疾病。因为染色体畸变时涉及的基因较多，所以机体的异常情况可能会涉及到许多的器官、系统，临床表现也是多种多样的，因而染色体病通常表现为具有多种症状的综合征，故又称为染色体畸变综合征。归纳起来，染色体病的临床症状主要表现在以下几个方面：生长发育迟缓、智力缺陷、多发畸形和皮肤纹理改变等。

根据受累染色体性质的不同，染色体病可分为常染色体病（autosomal diseases）和性染色体病（sex chromosomal diseases）两大类。

一、常染色体病

常染色体数目异常或结构畸变所引起的疾病称常染色体病。常见的有 21 三体综合征、18 三体综合征、13 三体综合征、5p－综合征等类型。

（一）21 三体综合征

1866 年英国医生 Langdone Down 首先描述了本病的临床表现，故称 Down 综合征（Down's syndrome）。1959 年 Lejune 证明本病是由于多了一条小的近端着丝粒染色体所致，后确定为 21 号染色体，故又称 21 三体综合征。由于患者智力低下，又称先天愚型。是最常见的常染色体病。

【发病率】

新生儿的 21 三体综合征发生率约为 1/800～1/600，男女之比 3：2。

【临床表现】

患者智力低下、生长发育迟缓，有特殊面部畸形：眼裂小、外眼角上斜、目光呆滞、眼间距宽、颌小、腭狭、舌大常外伸、流涎等"伸舌样痴呆"，50% 患者通贯手，atd 角大于 60°，反箕居多，50% 左右的患者有先天性心脏病，易患呼吸道感染和白血病。男性患者常有隐睾，睾丸有生精过程，但精子减少，尚未见有生育者。女性患者通常无月经，但有少数能妊娠和生育（图 4－13）。

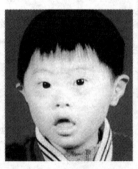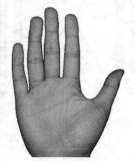

a. 特殊面容　　　　b. 通贯手

图 4－13　21 三体综合征患者

【核型与发病原因】

经核型分析表明，患者的核型有以下 3 种。

1. 完全型 21 三体

核型为 47，XX（XY），+21（图 4－14），患者比正常人多一条 21 号染色体。主要是父亲或母亲形成配子时发生了 21 号染色体不分离，其中 80% 是由于母亲卵子形成过程中发生 21 号染色体不分离，产生含有两条 21 号染色体的卵子。发病率随母亲生育年龄的增高而增高，尤其当母亲年龄大于 35 岁时，发生率明显增高。

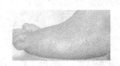

图 4 - 14　21 三体综合征患者核型

2. 易位型 21 三体

有 D/G 易位和 G/G 易位两种。D/G 易位核型为 46，XX（XY），－14，＋t（14q；21q），通常由一条 D 组染色体（以 14 号染色体为主）与 21 号染色体长臂通过着丝粒融合（罗伯逊易位）而成。G/G 易位核型为 46，XX（XY），－21，＋t（21q；21q），是由于 G 组中两个 21 号染色体发生着丝粒融合，形成等臂染色体。

3. 嵌合体 21 三体

核型为 46，XX（XY）/47，XX（XY），＋21，是正常的受精卵在卵裂过程中发生了 21 号染色体不分离，临床症状不如完全型 21 三体严重。

（二）18 三体综合征

Edwards 等在 1960 年首次描述报道，故称为 Edwards 综合征（Edward's syndrome）。1961 年 Patau 证实了该症的病因是多了一条 18 号染色体，故又称 18 三体综合征。

【发病率】

本病新生儿发病率约为 1/8000～1/3500，大多于胎儿期流产。男女发病比例约为 1:4。患儿大多在 2~3 个月内死亡，只有极少数病人超过儿童期。

【临床表现】

患者出生时体重轻，生长发育迟缓，智力差，头面部和手足有严重畸形，头长而枕部凸出，面圆，眼间距宽，有内眦赘皮，眼球小，角膜混浊，鼻梁细长，嘴小，耳位低，耳廓畸形如动物样，小颌，颈短，全身骨骼肌发育异常，胸骨短，骨盆狭窄，脐疝或腹股沟疝，腹直肌分离等。有特殊的握拳姿势，25% 患者为通贯手，80% 患者有 7～8 个弓形纹，摇椅足，有隐睾或大阴唇和阴蒂发育不良等，95% 的患者有先天性心脏病等（图 4 - 15）。

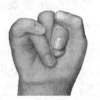 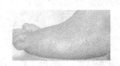

a. 特殊握拳姿势　　　　b. 摇椅足

图 4 - 15　18 三体综合征患者

【核型】

80%患者是完全型18三体，核型为47，XX（XY），+18；10%患者为嵌合体，核型为46，XX（XY）/47，XX（XY），+18；其余为易位型，主要是18号与D组染色体的易位。

【发病原因】

一般是由于母亲的卵母细胞在减数分裂时，18号染色体不分离，产生了含有两条18号染色体的卵子，与正常精子结合后而形成。该病与母亲生育年龄增大有关。

（三）13三体综合征

1960年Patau等首先描述了本病，故又称Patau综合征（Patau's syndrome）。

【发病率】

本病发病率约为1/10000~1/4000。女性发病率高于男性。发病率与母亲年龄增大有关。99%的13三体综合征胚胎导致流产，45%的患儿在出生后1个月内死亡，90%在6个月内死亡。

【临床表现】

患者的畸形比上述两种综合征严重。患者严重智力低下，颅面部畸形（小头，前额、前脑发育缺陷，眼球小，常有虹膜缺损，鼻宽而扁平，常有唇裂或腭裂，耳位低，耳廓畸形，颌小），多指（趾），有特殊的握拳姿势，通贯手，摇椅足，80%以上患有先天性心脏病和其他器官畸形，男性常有阴囊畸形和隐睾，女性则有阴蒂肥大、双阴道、双角子宫等。

【核型】

80%患者是完全型13三体，核型为47，XX（XY），+13；其次为易位型，核型为46，XX（XY），-14，+t（13q14q）；少数为嵌合体，核型为46，XX（XY）/47，XX（XY），+13。

【发病原因】

大多是由于母亲的卵母细胞在减数分裂时，13号染色体不分离，产生了含有两条13号染色体的卵子，与正常精子结合后而形成。该病的发生与母亲年龄增大有关。

（四）5p-综合征

1963年由Lejeune等首先报道，因患儿具特有的猫叫样哭声，又称为猫叫综合征（cri-du-chat syndrome）。后证实本病为第5号染色体短臂部分缺失所致，故也称为5p-综合征。

【发病率】

发病率在新生儿中为1/50000，女性多于男性。在智能低下患儿中约占1%~1.5%。在常染色体结构异常患儿中居首位。多数患儿可活至儿童期，少数活至成年。

【临床表现】

患者严重智力低下，有生长发育迟缓，头面部畸形，小头、满月脸、眼间距宽、外眼角下斜、斜视、内眦赘皮、耳低位、小颌等；并指，皮纹改变；50%有先天性心脏病等；有重度的语言障碍，猫叫样哭声可随着喉肌的发育而消失（图4-16）。

【核型】

46，XX（XY），del（5）（p15）。

【发病原因】

患者的双亲之一在形成生殖细胞的过程中，第5号染色体有断裂现象，产生带有第5号染色体短臂缺失的生殖细胞，此细胞受精后引起发育异常而形成5p-综合征。

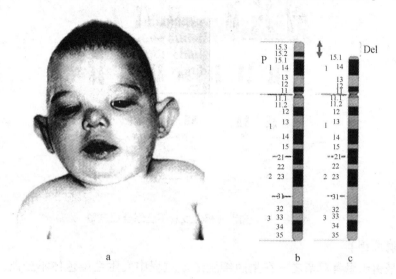

图4-16 5p-综合征

a. 患者；b. 正常5号染色体；c. 5号染色体短臂部分缺失

二、性染色体病

X或Y染色体数目异常或结构畸变所引起的疾病称性染色体病。目前已报道的性染色体病有多种类型，其共同特点是性发育不全或两性畸形。一般来说，性染色体病对人类的危害程度要比常染色体病轻。

（一）先天性睾丸发育不全综合征

先天性睾丸发育不全综合征由 Klinefelter 在1942年首次报道，又称为 Klinefelter 综合征（Klinefelter's syndrome）。1959年 Jacobs 等确认这类患者的核型为47，XXY，故又称XXY综合征。

【发病率】

本病的发病率约为男性的1/1000～1/800。根据国外在白种人中的统计，身高在180cm以上的男性患者中发病率为1/260，在因不育而就诊的男性中为1/20。临床统计本病发病率在染色体病中位居第三。

【临床表现】

本病的主要特征男性第二性征发育差，有女性化表现，无胡须，体毛少，无喉结，音调较高，乳房发育女性化，睾丸小而质硬，阴茎龟头小等。身材高，四肢长，部分患者表现出轻度到重度的智力障碍及精神障碍。

【核型】

约80%患者的核型为47，XXY（图4-17）；约15%患者为嵌合体，其中较常见的有46，XY/47，XXY或46，XY/48，XXXY；部分患者的核型为48，XXXY或48，XXYY。

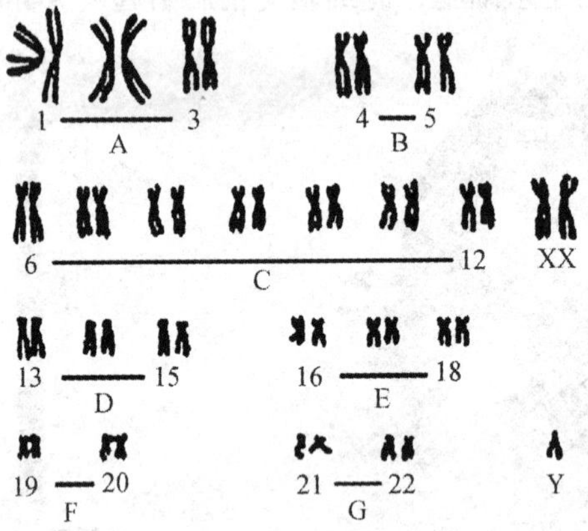

图4-17　先天性睾丸发育不全综合征核型

【发病原因】

主要是由于患者双亲之一在生殖细胞形成过程中发生性染色体不分离。经分析表明，60%的患者是由于母亲的性染色体发生不分离所致，40%患者是由于父亲的性染色体发生不分离所致。

（二）先天性卵巢发育不全综合征

先天性卵巢发育不全综合征由 Turner 于1938年首次报道，故又称 Turner 综合征（Turner's syndrome）。Polani 等在1954年发现本病患者大多数性染色质阴性，故又称为45，X综合征。

【发病率】

据统计，约98%的胚胎于胎儿期自然流产，活婴中的发病率约为1/5000~1/2500。

【临床表现】

患者表型女性，女性生殖系统发育不完善，外生殖器幼稚、第二性征不发育、体矮（120~140cm）、后发际低、肘外翻。50%患者有蹼颈，50%患者伴主动脉狭窄和肾脏畸形。

【核型】

患者的核型主要是45，X；少部分患者为嵌合体45，X/46，XX和结构异常的核型46，X，i（Xq）等。由于染色体异常情况不同而表型差异也较大。

【发病原因】

本病的发生主要是双亲中的任一方在配子形成过程中，出现了性染色体不分离。本病的单个X染色体大多数来自母亲，约75%的染色体丢失发生在父方，由于父亲在形成精子的减数分裂过程中，X与Y染色体发生了不分离，从而产生了XY型和0型精子，0型精子与正常卵子受精后形成45，X型受精卵。由于45，X型受精卵成活率低，大多死于胚胎早期，故本病的发病率大为降低。嵌合型是由于受精卵在早期卵裂时发生 X 染色体丢失所致。

（三）脆性 X 综合征

1969 年由 Lubs H. A. 在一个家族性 X 连锁智力障碍家庭中首次观察到的。如果一条 X 染色体在 Xq27.3 处呈细丝样结构，且所连接的长臂末端形似随体，由于这一细丝样结构容易断裂，这一部位称为 "脆性部位"，这条 X 染色体就称为脆性 X 染色体。脆性 X 染色体所导致的智力低下等一系列病症称为脆性 X 综合征（fragile X syndrome）。

【发病率】

本病在男性群体中发病率较高，约为 1/1500 ~ 1/1000，在男性智力低下患者中约 10% ~ 20% 为本病引起。

【临床表现】

以智力低下、行为异常、语言障碍和变异的体征为其主要临床特征。主要表现为中重度的智力低下，语言障碍，算术能力差，性格孤僻，伴有特殊面容：长脸、方额、前额突出、大耳朵、高颧弓、嘴大唇厚、下颌大并前突等，青春期后可见明显大于正常的睾丸。患者还会出现胆怯、忧郁、行为被动、有精神病倾向等，部分患者有多动症。

【核型】

46，fraX（q27）Y。

【发病原因】

一般认为男性患者的 fraX 来自携带者母亲。女性有两条 X 染色体，故女性携带者不会发病，但实际上约有 1/3 的女性携带者有轻度的智力低下。

（四）XYY 综合征

XYY 综合征，也称为超雄综合征。本病在 1961 年由 Sandberg 首先报道。

【发病率】

本病在活产男婴中的发病率为 1/1000。

【临床表现】

XYY 男性的表型正常，患者身材高大，常超过 180cm，偶尔可见隐睾，睾丸发育不全并有精子形成障碍和生育力下降，尿道下裂等，但大多数男性可以生育。XYY 个体易于兴奋，自我克制力差，易产生攻击性行为。

【核型】

患者的核型主要是 47，XYY；少部分患者为 48，XXYY、49，XXXYY、46，XY/47，XYY 等核型。

【发病原因】

父亲精子形成过程中第二次减数分裂时发生 Y 染色体不分离，从而形成 24，YY 精子，此异常的精子与一正常卵子结合形成 47，XYY 个体。

（五）X 三体综合征

X 三体综合征也称为 XXX 综合征或超雌综合征。本病由 Jacobs 在 1959 年首次描述。

【发病率】

本病在新生女婴中的发病率为1/1000，在女性精神病患者中为4/1000。

【临床表现】

表型为女性，一般外表正常，卵巢功能异常，间歇性闭经，乳房发育不良；具有生育能力；部分患者有智力障碍和精神障碍；体矮，肥胖，眼距宽，内眦赘皮等。

【核型】

患者的核型多为47，XXX；少数为46，XX/47，XXX。

【发病原因】

可能与母亲生育年龄增高有关，母亲生殖细胞形成过程中X染色体不分离所致。

少数患者有4条或5条X染色体，即48，XXXX；49，XXXXX，称为多X综合征。一般来说，X染色体愈多，患者智力损害和发育畸形愈严重。

三、两性畸形

两性畸形（hermaphroditism）是指某一个体在内外生殖系统或第二性征等方面兼具两性的特征。若患者体内既有男性性腺，又有女性性腺，称为真两性畸形（true hermaphroditism）；若患者体内仅有一种性腺，而外生殖器具有两性的特征，则称为假两性畸形（pseudo herphroditism）。

（一）真两性畸形

在真两性畸形患者体内可有独立存在的睾丸和卵巢，或者两者彼此融合形成卵巢睾，外生殖器及第二性征不同程度地介于两性之间。据统计约2/3的患者其外生殖器表现为男性。其社会性别可为男性或女性。患者的核型可有46，XX；46，XY；46，XX/46，XY；46，XY/45，X；46，XX/47，XXY等。

1. 46，XX真两性畸形

本类型约占真两性畸形患者的50%以上。患者的外表可为女性，也可为男性。外表为男性的患者在青春期后会逐渐地出现女性的性征。无论其外表是男是女，患者的体内均同时具有男性和女性的性腺。一侧为卵巢、输卵管及发育良好的子宫，另一侧为睾丸，或卵巢与睾丸彼此融合形成卵巢睾，但输精管发育不良。外生殖器为阴茎而无阴囊，伴有尿道下裂，阴毛呈女性化分布。一般可进行激素及手术治疗。

2. 46，XY真两性畸形

患者外表为男性，但第二性征似女性；体内一侧为睾丸，另一侧为卵巢睾，有发育不良的输精管、输卵管和子宫；外生殖器为阴茎，阴囊中空，尿道下裂，阴毛呈女性化分布。可进行激素及手术治疗。

3. 46，XX/46，XY真两性畸形

这种类型为嵌合体，根据不同核型细胞比例的不同，患者外表可为男性，也可为女性；体内一侧为卵巢、一侧为睾丸，或一侧为睾丸、一侧为卵巢睾；输精管、输卵管均可发育良好。根据不同核型细胞比例的不同，患者外阴部也有不同的分化，若外阴为阴茎，则有尿道下裂；若外阴为阴道，则阴唇皮下有包块。手术矫正的原则一般向女性矫正，治疗后不具有男性性功能，同时需切除睾丸等以防癌变。

4. 46，XX/47，XXY 真两性畸形

在这一类型中，一般以 46，XX 型细胞占优势，患者一侧有发育较好的卵巢、输卵管和子宫，可有成熟的卵泡并排卵；另一侧为发育不好的小睾丸和输精管，没有精子产生。外阴多为阴茎伴尿道下裂，阴囊中空，阴毛呈女性化分布；第二性征为女性；可有周期性血尿或鼻出血。治疗时一般向女性矫正，即切除睾丸，外阴整形并做人工阴道。

5. 46，XY/45，X 真两性畸形

在这一类型中以 46，XY 型细胞占优势，患者一侧为发育良好的睾丸和输精管，另一侧为发育不好的卵巢和输卵管。外生殖器多为阴茎，但伴随尿道下裂及隐睾；有些为女性外生殖器，则表现为阴道短浅，阴蒂肥大，阴唇下有包块。治疗时一般向女性矫正，根据实际情况做外阴矫正手术，并配合以激素治疗，在适当的时候切除隐睾以防癌变。

（二）假两性畸形

假两性畸形患者体内仅有一种性腺，外表和第二性征则极为模糊，难以判定其性别。根据性腺的不同，可分为男性假两性畸形和女性假两性畸形两种。其产生原因或者是性发育过程中因性激素水平异常，或者是胚胎发育过程中受到母体异常激素的影响，导致性发育异常。

1. 男性假两性畸形（男性女性化）

核型为 46，XY，性腺为睾丸。外观仿佛是一个正常的女性，外生殖器介于两性之间，第二性征异常。部分有女性化表现，如乳房发育、阴毛稀少、有阴唇和阴道，但阴道短浅，末端为一盲端等。患者体内无子宫和输卵管。睾丸虽然分泌雄性激素，但由于体细胞不能形成雄性激素受体，从而不能使生殖器男性化。

2. 女性假两性畸形（女性男性化）

核型为 46，XX，性腺为卵巢。外生殖器兼具有两性特征，第二性征发育有男性化倾向。如：先天性肾上腺增生症患者有卵巢，外生殖器中阴蒂肥大为最常见，也可有经两侧阴愈合形成尿道下裂的各种程度的畸形，有阴囊者多中空，原发性闭经，第二性征多呈男性。女性假两性畸形的可能原因有先天性肾上腺皮质增生、孕期母亲发生男性化肿瘤或母亲在孕期出现男性化表现、孕期母亲使用雄激素类药物等。

四、染色体畸变携带者

（一）非同源染色体相互易位携带者

非同源染色体相互易位携带者又称平衡易位携带者（balanced translocation carrier）。在染色体平衡易位畸变中，一般都没有遗传物质的丢失，所以个体的表型正常，但是可能给后代带来患染色体病的高度风险。例如配偶中一方为 2 号和 5 号染色体间的平衡易位携带者。核型为 46，XX 或 46，XY，t（2；5）（q21；q31），即携带者细胞中具有一条正常的 2 号染色体，一条正常 5 号染色体，同时具有一条衍生的 2 号和 5 号染色体。由于配子形成的减数分裂过程中，同源染色体相互配对，因此，在第一次分裂中期将形成平衡易位型的四射体。根据经典的遗传规律，理论上至少可形成 18 种类型的配子，分别与一正常配子结合，则至少可形成 18 种合子而其中仅一种为正常，一种为表型正常的平衡易位型携带者。因此，在遗传咨询中，不能简单地根据分离定律劝止妊娠，而应建议在宫内诊断监护下选择生育正常胎儿。

（二）倒位携带者

具有臂间倒位的染色体的个体即倒位携带者（inversion carrier），虽然一般外表正常，但发生倒位后，其结构上发生了重排的染色体，在形成生殖细胞的减数分裂过程中，根据在配子形成中同源染色体相互配对的规律，它将形成特有的倒位圈（inversion loop），经过在倒位圈内的奇数次交换，理论上可形成4种不同的配子：一种为正常染色体，一种为倒位染色体；另两种由于倒位片段和另一正常染色体的相应片段发生了交换，可形成两种均带有部分重复及部分缺失的重排染色体。这二种异常的重排染色体各有一个着丝粒，属稳定性畸变，可往后代传递。

倒位携带者的遗传效应主要决定于重复和缺失片段的长短及其所含基因的致死效应。一般来说，倒位片段越短，则其重复和缺失的部分越长，形成配子和合子正常发育的可能性越小，临床上表现为婚后不育、早期流产和死产的比例越高，娩出畸形子女的可能性相对低；而倒位片段越长，则其重复和缺失部分越短，其配子和合子正常发育的可能性越大，娩出畸形胎儿的危险性相对较高。因此，必须加强携带者的检出及携带者妊娠时的产前诊断，以防止患儿的出生。

 小 结

人类染色体有46条，根据染色体着丝粒位置不同，可分为中央、亚中、近端着丝粒染色体。人类体细胞的全部染色体按其大小、形态特征顺序排列所构成的图形称为核型。非显带核型将23对染色体分为A、B、C、D、E、F、G 7个组。正常女性核型为46，XX，正常男性核型为46，XY。

染色体畸变可分为数目畸变和结构畸变两大类。导致染色体畸变的因素有物理因素、化学因素、生物因素、遗传因素和母亲年龄等。

染色体畸变导致的染色体病可分常染色体病和性染色体病两大类。常见的常染色体病有21三体综合征、18三体综合征、13三体综合征和5p－综合征；常见的性染色体病有先天性性睾丸发育不全综合征、先天性卵巢发育不全综合征、脆性X综合征、XYY综合征和X三体综合征。染色体病对人类危害较大，而且没有治疗方法，主要通过遗传咨询和产前诊断来预防。

本章内容在学习的过程中，注意前后知识的连贯性，前面讲的减数分裂对于染色体畸变的理解非常重要。关于染色体病要多联系临床实践，要做到活学活用。

目标检测

一、名词解释

核型	染色体畸变	整倍体改变	非整倍体改变
嵌合体	染色体病	两性畸形	

二、选择题

1. 根据 ISCN，人类 C 组染色体数目为（   ）

    A. 7 对   B. 6 对   C. 7 对 + X 染色体

    D. 6 对 + X 染色体   E. 以上都不是

2. 1p36 代表的意义为（   ）

    A. 1 号染色体长臂 3 带 6 亚带   B. 1 号染色体长臂 3 区 6 带

    C. 1 号染色体短臂 3 区 6 亚带   D. 1 号染色体短臂 3 区 6 带

    E. 1 号染色体长臂 36 亚带

3. 一个患者核型为 92，XXYY，其发生原因可能是（   ）

    A. 体细胞染色体不分离   B. 减数分裂染色体不分离

    C. 染色体丢失   D. 双受精   E. 核内复制

4. 染色体结构畸变的原因是（   ）

    A. 染色体断裂、重接   B. 第一次减数分裂不分离   C. 早期卵裂不分离

    D. 核内复制   E. 双雄受精

5. 猫叫综合征的发病机制是（   ）

    A. 6 号染色体缺失   B. 5 号染色体易位   C. 染色体数目改变

    D. 5 号染色体短臂缺失   E. 5 号染色体发生臂内倒位

6. Klinefelter 综合征的核型是（   ）

    A. 47，XYY   B. 47，XXY   C. 45，X

    D. 47，XXX   E. 46，X，i（Xq）

三、问答题

1. 简述 Lyon 假说的主要内容。

2. 导致三倍体形成的原因有哪些？

3. 染色体结构畸变的基础是什么？主要有哪些类型？

4. 21 三体综合征的主要临床表现是什么？发病原因是什么？

（吴星禄）

实验四   X 染色质的标本制作与观察

【目的要求】

（1）掌握 X 染色质标本的制备方法。

（2）熟悉人类间期细胞 X 染色质的形态特征，并能正确鉴别。

（3）了解 X 染色质的形成原理及 X 染色质检查的意义。

【实验用品】

（1）器材   显微镜、载玻片、盖玻片、漱口杯、消毒牙签、染色缸、量筒、烧杯、纱布及擦镜纸。

（2）试剂   甲醇 – 冰醋酸（3∶1）固定液、5mol/L 的 HCl 溶液、硫堇染液、香柏油、二甲苯及擦镜纸。

【内容与方法】

（1）用洁净的纱布擦净载玻片和盖玻片。

（2）漱口后用消毒牙签，自下而上轻轻刮取女性口腔颊部内侧的黏膜上皮细胞。

（3）将刮取的女性口腔黏膜上皮细胞，立即单向均匀涂在载玻片上，然后将标本置于甲醇-冰醋酸固定液内固定 10~15min。

（4）先用蒸馏水漂洗后，将标本片浸入 5mol/L 的 HCl 溶液水解约 20min。

（5）在蒸馏水中漂洗，晾干后，将标本片浸入硫堇染色液中，染色 20min 左右。再用蒸馏水漂洗干净，晾干，盖上盖玻片。

（6）将制备好的标本片置于低倍镜下观察，找到蓝黑色细胞后，再转换油镜观察 X 染色质（实验图 4-1）。

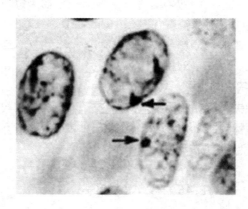

实验图 4-1　女性细胞 X 染色质（箭头所示）

【注意事项】

（1）刮取口腔黏膜上皮细胞时，用力要适度均匀。

（2）制片时必须使细胞铺成薄层，防止细胞折叠或重叠造成失误。故涂片时，牙签应慢慢的在载玻片上单向滚动涂片，不可在载玻片上来回涂。

（3）掌握好染色的时间。若染色时间太短则 X 染色质染色太浅，若染色时间太长则核质着色太深，都会使 X 染色质不易区分。

（4）不要将 X 染色质与位于核内的凝聚物相混淆。选择细胞核膨大，核膜完整无缺损，核质均匀，染色深浅适中，无其他块状染色颗粒的细胞进行观察和计数。

（5）X 染色质是结构致密的浓染小体，大小约 1μm，位于核膜内缘，多呈三角形，半圆形，卵圆形等。一般以核膜内缘检测到为阳性。

【实验报告】

（1）绘制含 X 染色质的口腔黏膜上皮细胞图。

（2）镜检 50 个可计数细胞，计算 X 染色质的阳性检出率。X 染色质检查的临床意义是什么？

（李永鑫）

实验五 人类染色体的形态观察与非显带染色体核型分析

【目的要求】

（1）掌握人类染色体的形态结构及分组特征。

（2）掌握染色体计数和性别鉴定方法。

（3）掌握人类非显带染色体核型的分析方法。

【实验用品】

光学显微镜、剪刀、镊子、剪贴纸、尺子、胶水、牙签、香柏油、擦镜纸、铅笔、橡皮、常规制备的正常人体染色体标本、人类非显带染色体中期分裂相放大照片。

【内容与方法】

1. 正常人体细胞染色体的观察与计数

取正常人染色体标本放在显微镜下观察，先用低倍镜找到染色体分散良好的中期分裂相，再更换油镜进行观察。每位同学观察 2～3 个分裂相，挑选 1 个分散较好的分裂相进行染色体计数。先划分若干个区域，分别进行计数，全部区域的计数总和即为该细胞的染色体总数，并根据其形态特征进行初步分组。

根据最小的近端着丝粒染色体的数量判断性别。由于 Y 染色体位于 G 组。如观察到 G 组染色体有 5 条初步判断为男性，如有 4 条初步判断为女性。

2. 非显带染色体核型分析

在人类非显带染色体中期分裂相放大照片上进行观察、计数，然后将照片上的染色体按其轮廓，逐个剪下，放好（注意小心操作切勿丢失染色体）。根据丹佛体制将剪下的非显带染色体进行识别，配对、分组、使短臂朝上、长臂朝下，依次排列。经分析无误后，用牙签挑取少量胶水小心地将每号染色体依次粘贴在报告纸的相应组别的相应位置上。最后辨别该核型的性别，并记录核型。

【注意事项】

（1）实验操作时，不宜对剪下的染色体大声说话、咳嗽或打喷嚏，以免遗失染色体。

（2）剪贴时可先贴特点突出、容易区分的各组染色体，然后再贴难于区分的其他各组染色体（实验表 5–1）。

实验表 5–1　人类染色体分组特征

组别	染色体号	大小	着丝粒位置	次缢痕	随体	鉴别难易
A	1～3	最大	1，3 中央，2 亚中	1 号常见	—	可鉴别
B	4～5	大	亚中	—	—	不易鉴别
C	6～12，X	中等	亚中	9 号常见	—	难鉴别
D	13～15	中等	近端	—	有	难鉴别
E	16～18	较小	16 中央，17、18 亚中	16 号常见	—	可鉴别
F	19～20	小	中央	—	—	不易鉴别
G	21～22，Y	最小	近端	—	有	可鉴别

【实验报告】

完成人类非显带染色体核型分析实验报告。

实验报告：人类非显带染色体核型分析报告

核型描述：

姓名_____

班级_____

学号_____

1	2	3		4	5
	A 组			B 组	

6	7	8	9	10	11	12
			C 组			

13	14	15		16	17	18
	D 组				E 组	

19		20	21		22	性染色体
	F 组			G 组		

（吴星禄）

第五章

遗传的基本规律

学习目标

掌握遗传学的常用术语，遗传的基本规律的内容、实质、细胞学基础和适用范围。

熟悉运用遗传的基本规律解释遗传现象。

了解互换率的计算。

双眼皮手术又名重睑术，亦称双眼皮成形术，是整形美容外科最常见的手术之一。整形医师通过埋线重睑法、切开重睑法、缝线重睑法及植皮重睑法等方法，将患者的单眼皮变为双眼皮，从而在视觉上达到增大眼的轮廓、增添眼的立体感、使眼睛显的较大的美容目的。那么，你知道人类为什么会有双眼皮和单眼皮之分吗？父母都是双眼皮，孩子为什么是单眼皮呢？双眼皮和单眼皮的遗传遵循着怎样的规律呢？学过本章后你会得到答案。

生物界的遗传与变异现象，普遍遵循着三大基本规律，即分离定律、自由组合定律和连锁与互换定律。遗传学的这三大基本规律，不仅适用于动植物，同样也适用于人类正常性状和遗传病的遗传。

第一节　分离定律

遗传学奠基人——孟德尔（Gregor Johann Mendel，1822～1884年），采用严谨的科学方法，通过长达8年的豌豆杂交实验，总结出了分离定律和自由组合定律，故这两条定律又分别称为孟德尔第一定律和孟德尔第二定律。

一、分离现象

生物体所具有的一切形态结构及生理、生化等方面的特征称为性状（character），同一性状的不同类型则称为相对性状（relative character）。人类的双眼皮和单眼皮就是一对相对性状。

孟德尔成功的奥秘

孟德尔（图5-1）被公认为遗传学的奠基人，他幼年因贫困辍学，成为奥地利布尔诺（Brunn）修道院修道士。1856年到1863年，他在修道院的苗圃里进行豌豆杂交实验，并于1865年在布尔诺自然科学协会上报告了他的研究结果，1866年在该协会会刊上发表论文《植物杂交实验》。其主要研究成果是揭示了遗传的两个基本规律——分离定律和自由组合定律，创立了经典遗传学，开创了植物杂交与遗传学的新纪元。

后人在总结孟德尔成功的经验时，认为主要有以下3点。

1．选材好　豌豆是自花授粉植物，且是闭花授粉，避免了外来花粉的干扰，所以豌豆在自然状态下一般都是纯种。豌豆还具有稳定的易于区分的性状，如种子形状的圆滑和皱缩、种皮颜色的灰色和白色等。此外，豌豆豆荚成熟后籽粒都留在豆荚中，便于各种类型籽粒的准确计数。选用豌豆做杂交实验，结果既可靠，又容易分析。

2．思路正　在对豌豆的性状进行分析时，孟德尔首先对一对相对性状进行杂交实验，在弄清一对相对性状的传递规律后，再研究两对、三对，甚至多对相对性状的传递。这种由简单到复杂的研究方法也是孟德尔获得成功的重要原因。

3．方法新　孟德尔对杂交后代的分析，运用了当时数学领域的最新成果——统计学方法。对杂交后代中出现的性状分离现象进行统计学分析，这也是孟德尔运用新方法进行的成功探索。

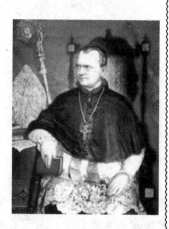

图5-1　孟德尔

孟德尔的成功告诉我们，任何科学研究的成功，都必须有严谨的科学态度和正确的科学方法，还需要坚韧不拔的意志以及持之以恒的精神。

孟德尔在遗传实验中，研究了豌豆的7对相对形状。他首先选取豌豆种子形状的圆滑和皱缩这一对相对性状进行杂交实验，将豌豆去掉雄蕊或雌蕊，然后进行人工授粉。纯种圆滑豌豆和纯种皱缩豌豆，无论谁做父本或母本，杂交后代即子一代（F₁）的种子都是圆滑的。我们将具有相对性状的亲本杂交所产生的子一代中能显现出的亲本性状称为显性性状（dominant character），豌豆种子形状的圆滑就是显性性状。而具有相对性状的亲本杂交所产生的子一代中未能显现出的亲本性状则称为隐性性状（recessive character），豌豆种子形状的皱缩就是隐性性状。

用子一代圆滑种子长出的植株进行自花授粉，所得的子二代（F₂）种子共有7324粒，其中圆滑种子5474粒，皱缩种子1850粒，这种杂交后代中显性性状和隐性性状都同时出现的现象称为性状分离。孟德尔用统计学方法处理杂交实验结果，圆滑豌豆与皱缩豌豆的比例接近于3:1（图5-3）。

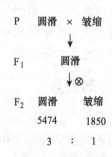

P　　圆滑　×　皱缩

F₁　　　　圆滑

F₂　　圆滑　　　皱缩
　　　5474　　　1850
　　　　3　　：　　1

图5-3　圆滑豌豆与皱缩豌豆杂交实验示意图

知识链接

人类的相对性状

在人类身上，有很多有趣的相对性状，即同一性状的不同表现类型。如双眼皮与单眼皮、有耳垂与无耳垂、湿耳垢与干耳垢、长睫毛与短睫毛、有酒窝与无酒窝、能卷舌与不能卷舌、惯用右手与惯用左手、褐色虹膜与蓝色虹膜、发旋顺时针与发旋逆时针、大拇指能否向指背面弯曲、发际有无"美人角"等（图5-2）。

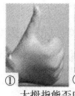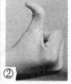
① ②
大拇指能否向指背面弯曲

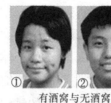
① ②
有酒窝与无酒窝

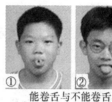
① ②
能卷舌与不能卷舌

① ②
头上有无"美人角"

① ②
有耳垂与无耳垂

① ②
单眼皮与双眼皮

图5-2 人类的相对性状

孟德尔又选取了豌豆的其他6对相对性状，按上述方法分别进行了杂交实验，都得到了相同的实验结果，即F_1代只出现显性性状，F_2代出现性状分离，且显性性状与隐性性状的数量比例均在3:1左右（表5-1）。

表5-1 豌豆杂交实验结果

性状	P	F_1	F_2	数目比率
种子形状	圆滑×皱缩	圆滑	圆滑（5474）：皱缩（1850）	2.96:1
子叶颜色	黄色×绿色	黄色	黄色（6022）：绿色（2001）	3.01:1
茎的高度	高茎×矮茎	高茎	高茎（787）：矮茎（277）	2.84:1
种皮颜色	灰色×白色	灰色	灰色（705）：白色（224）	3.15:1
豆荚形状	饱满×缢缩	饱满	饱满（882）：缢缩（299）	2.95:1
花的位置	腋生×顶生	腋生	腋生（651）：顶生（207）	3.14:1
未成熟豆荚颜色	绿色×黄色	绿色	绿色（428）：黄色（152）	2.82:1

二、对分离现象的遗传分析

如何来解释上述分离现象呢？孟德尔通过严谨的推理和大胆的想象，提出如下假设来解释分离现象：①生物的遗传性状是由遗传因子（genetic factor）控制的；②控制一对性状的遗传因子成对存在，分别来自父本和母本；③在形成生殖细胞（配子）时，成对的遗传因子彼此分离，使配子细胞中只得到成对遗传因子中的一个，雌雄配子随机结合形成受精卵，遗传因子又恢复到成对状态；④显性性状由显性遗传因子控制，隐性性状由隐性遗传因子控制。

孟德尔所提到的遗传因子，1909 年由丹麦遗传学家约翰逊（W. Johannsen）改称为基因（gene）。控制一对性状的成对基因称为等位基因（allele），它们在一对同源染色体上的位置相同，一个来自父亲，一个来自母亲，通常用英文的大小写字母来表示。控制显性性状的基因称为显性基因（dominant gene），一般用大写英文字母表示。控制隐性性状的基因称为隐性基因（recessive gene），一般用小写英文字母表示。当显性基因与隐性基因在一起时，个体表现显性性状。

在本实验中，如以 R 表示圆滑基因，r 表示皱缩基因，则亲本圆滑豌豆的基因型为 RR，皱缩豌豆的基因型为 rr。基因型为 RR 和 rr 的个体，它们控制性状的成对基因彼此相同，称为纯合体（homozygote）。亲本在形成生殖细胞时，成对基因彼此分离，所以亲本的圆滑豌豆产生含 R 基因的配子，而亲本的皱缩豌豆产生含 r 基因的配子。受精后，受精卵又恢复成成对的基因 Rr。对于基因型为 Rr 的个体，控制性状的成对基因彼此是不同的，这种个体称为杂合体（heterozygote）。由于 R 对 r 为显性，所以 F_1 代全是圆滑豌豆。F_1 代在形成配子时，R 与 r 彼此分离，产生数量相等的两种配子，即 R 和 r。F_1 代自交后，F_2 代有 4 种组合情况，其中 RR 占 1/4，表现为圆滑；Rr 占 1/2，也表现为圆滑；rr 占 1/4，表现为皱缩。所以 F_2 代豌豆圆滑与皱缩的数量比是 3:1。

以上分析过程，我们可以用遗传学中的常用符号表示为图 5 - 4。

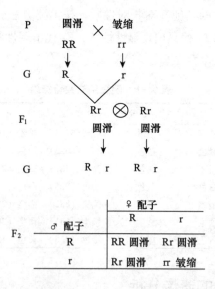

图 5 - 4　圆滑豌豆与皱缩豌豆杂交遗传分析示意图

图 5 - 4 中，P（parent）表示亲本，×表示杂交，F_1 表示子一代，F_2 表示子二代，G（gamete）表示生殖细胞（配子），⊗表示自交，♂ 表示雄性个体，♀ 表示雌性个体。

为了验证上述解释的正确性，孟德尔又设计了著名的测交（test cross）实验。测交是指杂合体与纯合隐性亲本进行杂交，用以检测杂合体基因型的方法。按孟德尔的假设推理，F₁代个体基因型应是 Rr，在形成配子时，R 与 r 彼此分离，产生数量相等的两种配子，即 R 和 r。而隐性亲本的基因型为 rr，只产生一种配子，即 r。随机受精后，F₂代将形成两种数量相等的合子，即 Rr 和 rr，表现型分别为圆滑和皱缩，呈 1:1 的比例。测交实验结果和预期的完全一致，证实了孟德尔的假设是正确的（图 5-5）。

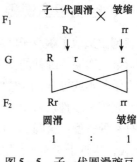

图 5-5 子一代圆滑豌豆测交实验示意图

三、分离定律的本质

（一）分离定律的内容

在生物的体细胞中，控制相对性状的一对等位基因独立存在，互不影响。在形成生殖细胞（配子）时，等位基因发生分离，分离后的基因分别进入不同的生殖细胞中，随生殖细胞遗传给后代。这就是分离定律，又称为孟德尔第一定律。

（二）分离定律的细胞学基础及实质

分离定律的细胞学基础是减数分裂过程中同源染色体的分离；分离定律的实质是减数分裂过程中等位基因的分离（图 5-6）。

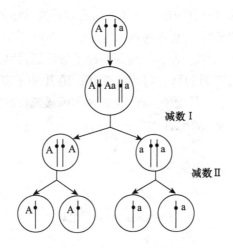

图 5-6 等位基因的分离

分离定律适用于解释同源染色体上一对等位基因控制的一对相对性状的遗传现象。

第二节 自由组合定律

孟德尔完成了豌豆一对相对性状的研究之后，又进一步研究了两对或两对以上相对性状的遗传规律，并得出了孟德尔第二定律即自由组合定律。

一、自由组合现象

孟德尔选取了豌豆子叶颜色的黄色和绿色以及种子形状的圆滑和皱缩这两对相对性状进行杂交实验。纯种的黄色圆滑豌豆（简称黄圆）和纯种绿色皱缩豌豆（简称绿皱），无论谁做父本或母本，F_1 代的种子都是黄色圆滑的，这一结果表明，黄色对绿色是显性，圆滑对皱缩是显性。F_1 代自花授粉所得的 F_2 代种子共有556粒，分4种表型：黄圆315粒，黄皱101粒，绿圆108粒，绿皱32粒，接近于9:3:3:1的比例（图5-7）。

子二代的4种表型中，黄圆和绿皱与亲本的性状相同，是亲本原有的两种类型，称为亲组合；黄皱和绿圆则与亲本性状不同，是亲本所没有的两种类型，这种亲本性状的重新组合，称为重组合。

孟德尔首先对每一对相对性状单独进行分析，结果发现 F_2 代中子叶颜色为黄色的豌豆和子叶颜色为绿色的豌豆的

P	黄圆	×	绿皱

$\downarrow$

F_1	黄圆

$\downarrow \otimes$

F_2	黄圆	黄皱	绿圆	绿皱
	315	101	108	32
	9 :	3 :	3 :	1

图5-7　黄圆豌豆与绿皱豌豆杂交实验示意图

比值符合3:1的近似比值，种子形状为圆滑的豌豆和种子形状为皱缩的豌豆的比值也符合3:1的近似比值。所以，单就其中的一对相对性状而言，其杂交后代的显、隐性性状之比仍然符合3:1的近似比值，遵循分离定律。

二、对自由组合现象的遗传分析

将两对相对性状的遗传一并考虑，又该如何来解释实验结果呢？

孟德尔认为，豌豆的子叶颜色黄色和绿色是受一对同源染色体上的一对等位基因控制的一对相对性状，用 Y 和 y 表示；豌豆的种子形状圆滑和皱缩则是受另一对同源染色体上的一对等位基因控制的另一对相对性状，用 R 和 r 表示。这样，亲本黄圆豌豆的基因型为 YYRR，产生一种配子，即 YR；亲本绿皱豌豆的基因型为 yyrr，产生一

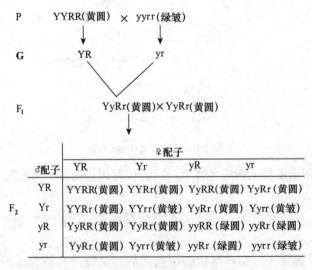

图5-8　黄圆豌豆与绿皱豌豆杂交遗传分析示意图

种配子，即 yr。受精后，F1 代的基因型是 YyRr，表现为黄圆。F₁ 代在形成配子时，按照分离定律，等位基因 Y 和 y、R 和 r 要彼此分离。而非等位基因，即 Y 和 R、Y 和 r、y 和 R、y 和 r 则可以随机组合，形成数量相等的四种配子，即 YR、Yr、yR 和 yr。F₁ 代自交后，F₂ 代有 16 种组合情况，9 种基因型，4 种表现型，分别是黄圆、黄皱、绿圆和绿皱，数量比是 9:3:3:1，与前面介绍的实验结果正好吻合（图 5-8）。

为了验证对自由组合现象的解释，孟德尔仍然采用测交实验，即让子一代的杂合体黄圆豌豆与纯合双隐性绿皱亲本进行杂交。按照孟德尔对自由组合现象的解释来推理，F₁代将产生数量相等的 4 种配子，即 YR、Yr、yR 和 yr。而双隐性亲本只产生一种配子，即 yr。随机受精后，F₂ 代将形成 4 种数量相等的合子，即 YyRr、Yyrr、yyRr 和 yyrr，表现型分别为黄圆、黄皱、绿圆和绿皱，呈 1:1:1:1 的比例。测交实验结果和预期的完全一致，证实了孟德尔对自由组合现象的解释是正确的（图 5-9）。

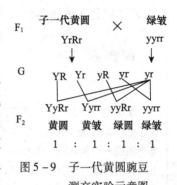

图 5-9 子一代黄圆豌豆测交实验示意图

三、自由组合定律的本质

（一）自由组合定律的内容

位于非同源染色体上的两对或两对以上基因，在形成生殖细胞时，等位基因彼此分离，非等位基因（即不同对的基因）以均等的机会自由组合进入不同的生殖细胞，随生殖细胞遗传给后代。这就是自由组合定律，又称为孟德尔第二定律。

（二）自由组合定律的细胞学基础及实质

自由组合定律的细胞学基础是减数分裂过程中同源染色体分离、非同源染色体随机组合；自由组合定律的实质是减数分裂过程中非同源染色体上非等位基因的自由组合（图 5-10）。

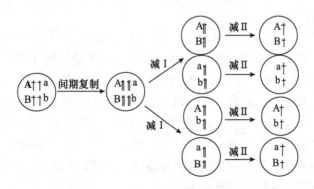

图 5-10 非等位基因的自由组合

自由组合定律适用于解释生物体的两对或两对以上相对性状的遗传，且控制两对或两对以上相对性状的基因分别位于不同对同源染色体上。

第三节　连锁与互换定律

摩尔根（T. H. Morgan，1866～1945）是美国的生物学家与遗传学家，他和他的学生们以果蝇为实验材料进行了大量的杂交实验，于1910年提出了连锁与互换定律，补充发展了孟德尔的遗传学说，极大地推动了遗传学的发展。

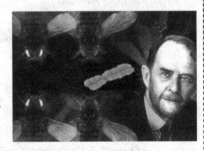

知识链接

摩尔根的故事

摩尔根（图5-11）是美国的生物学家与遗传学家，他毕生从事胚胎学和遗传学的研究，发现了染色体的遗传机制，创立了染色体遗传理论，是现代实验生物学奠基人。提到摩尔根，就不得不提到一个神奇的小生物——果蝇。果蝇给摩尔根的研究带来巨大的成功，以致后人说果蝇是上帝专门为摩尔根创造的。1910年5月，摩尔根的实验室中诞生了一只白眼雄果蝇。摩尔根将它视为珍宝，晚上要把它带回家中，放在床头，白天再把它带回实验室。摩尔根和他的学生们用果蝇做实验材料，在这个小生物体内发现了4对染色体，并鉴定了约100个不同的基因，还通过杂交实验而确定的连锁程度来测量染色体上基因间的距离。1911年，摩尔根提出了"染色体遗传理论"，创立了著名的基因学说，揭示了基因是组成染色体的遗传单位，它能控制遗传性状的发育，也是突变、重组、交换的基本单位。1933年，摩尔根获得诺贝尔生理学或医学奖。

图5-11　摩尔根

一、完全连锁遗传

（一）完全连锁现象

野生型果蝇身体呈灰色，两翅较长，称为灰身长翅，摩尔根等人在长期的实验饲养过程中又发现了黑身残翅的突变型果蝇。用纯合的灰身长翅（简称灰长）果蝇和纯合的黑身残翅（简称黑残）果蝇杂交，F_1代都是灰身长翅的，这一结果表明，灰身（B）对黑身（b）是显性，长翅（V）对残翅（v）是显性。再用F_1代灰长雄果蝇与黑残雌果蝇测交，按照自由组合规律预测，F_2代将分为4种表型：灰身长翅、灰身残翅、黑身长翅和黑身残翅，比例是1:1:1:1。然而，实验结果却并非如此，F_2代只出现了2种亲组合的表型，即灰身长翅和黑身残翅，比例是1:1（图5-12）。

（二）对完全连锁现象的遗传分析

由上述实验结果推测，F_1代灰长雄果蝇产生精子时，没有遵循自由组合规律产生4种精子，而是只形成两种数量相等的精子：BV和bv。该如何来解释这样的结果呢？

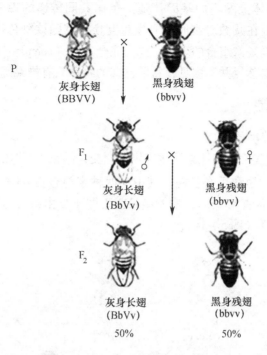

图 5 - 12 雄果蝇完全连锁实验示意图

摩尔根认为，控制这两对相对性状的两对等位基因位于一对同源染色体上，其中基因 B 和 V 位于一条染色体上，基因 b 和 v 位于该同源染色体中的另一条染色体上。形成配子时，BV 和 bv 只能随各自所在的一条染色体作为整体传递，不能发生分离和自由组合，因此只能形成 BV 和 bv 两种数量相等的精子。而双隐性亲本黑残雌果蝇只产生一种卵细胞，即 bv。随机受精后，F₂ 代只有灰身长翅（BbVv）和黑身残翅（bbvv）两种表型，比例为 1∶1（图 5 – 13）。

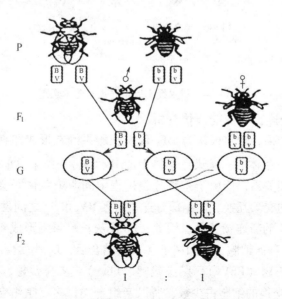

图 5 - 13 雄果蝇完全连锁遗传分析示意图

位于同一条染色体上的不同基因伴随染色体共同传递的现象，称为连锁（linkage）。如果连锁的基因在减数分裂时没有发生互换，都随该染色体作为一个整体向后代传递，这种后代完全是亲组合的现象，称为完全连锁（complete linkage）。

完全连锁现象在自然界并不多见，目前已知的物种只有雄果蝇和雌家蚕。

二、不完全连锁

（一）不完全连锁现象

摩尔根又用 F_1 代灰长雌果蝇与黑残雄果蝇测交，结果 F_2 代出现4种表型：灰身长翅、黑身残翅、灰身残翅和黑身长翅，其中前两种亲组合占83%（各占41.5%），后两种重组合占17%（各占8.5%）。实验结果既不同于自由组合定律的 1∶1∶1∶1，也不同于雄果蝇的完全连锁（图5-14）。

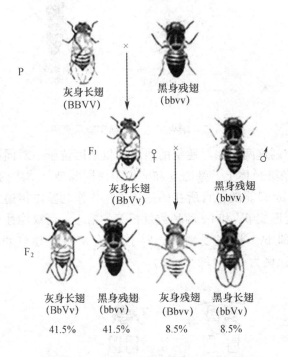

图5-14　雌果蝇不完全连锁实验示意图

（二）对不完全连锁现象的遗传分析

对于上述实验结果，摩尔根认为，F_1 代灰长雌果蝇在形成卵细胞的减数分裂过程中，位于一对同源染色体的一条染色单体上的 BV 和另一条染色单体上的 bv 多数情况下仍保持原来的连锁关系；但由于减数分裂过程中同源染色体联会和同源非姐妹染色单体之间发生片段的交叉互换，使小部分连锁基因 BV 和 bv 之间发生互换（crossing over），形成 Bv 和 bV 的新连锁关系。因此，F_1 代灰长雌果蝇形成4种卵细胞，即 BV、bv、Bv 和 bV。这4种卵细胞分别和精子（bv）结合后，F_2 代就会出现4种基因型和4种表现型，即灰身长翅（BbVv）、黑身残翅（bbvv）、灰身残翅（Bbvv）和黑身长翅（bbVv）。由于发生交换的细胞占少数，所以亲组合类型多，重组合类型少，这种遗传方式称为不完全连锁（incomplete linkage）（图 5 – 15）。

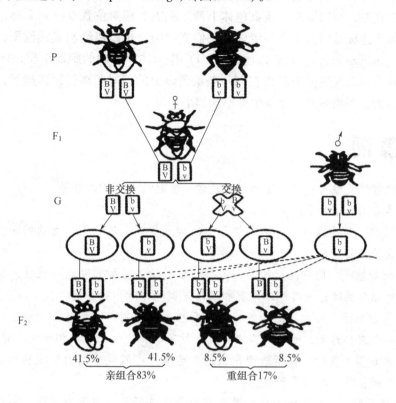

图 5 – 15　雌果蝇不完全连锁遗传分析示意图

三、连锁与互换定律的本质

（一）连锁与互换定律的内容

连锁与互换定律（law of linkage and crossing over）的内容是：①在形成生殖细胞（配子）时，位于同一条染色体上的不同基因连锁在一起，作为一个整体进行传递，称为连锁律；②在形成生殖细胞（配子）时，一对同源染色体上的不同对等位基因之间可以发生交换，使原来连锁的基因发生变化，构成新的连锁关系，称为交换律或互换律。连锁与互换定律又称为遗传学第三定律。

（二）连锁与互换定律的细胞学基础及实质

连锁与互换定律的细胞学基础是减数分裂过程中同源染色体联会、同源非姐妹染色单体之间发生染色体片段的交叉互换。连锁与互换定律的实质是同一条染色体上的不同基因伴随染色体共同传递，同源染色体上的等位基因之间发生交换。

连锁与互换定律适用于解释生物体的两对或两对以上相对性状的遗传，且控制两对或两对以上相对性状的基因位于同一对同源染色体上。

四、互换率

杂合体在形成配子时重组合类型的配子数占配子总数的百分率称为互换率。

互换率（%）＝重组合类型数/（重组合类型数＋亲组合类型数）×100%

根据互换率，可以推测一条染色体上两个基因的相对位置及排列顺序，并可进一步将染色体上连锁基因的相对位置以及它们之间的遗传距离绘制成线性图，称为基因的连锁图（linkage map）。一般以厘摩（cM）作为连锁图中的距离单位，1cM＝1%互换率。互换率可以反应两个基因在同一条染色体上的相对距离，距离越远，发生交换的概率就越大，距离越近，互换的概率则越小。

 小　结

本章内容涉及概念较多，这些概念是学习理解三大定律的前提。

遗传学常用术语如下。

（1）性状　生物体所具有的一切形态结构及生理、生化等方面的特征。如豌豆茎的高度、人的身高等。

（2）相对性状　同一性状的不同类型。如对豌豆茎的高度这一性状来说，高茎和矮茎是一对相对性状；人类的单眼皮和双眼皮也是一对相对性状。

（3）等位基因　一对同源染色体上位置相同并控制一对相对性状的基因，一个来自父亲，一个来自母亲，通常用英文的大小写字母来表示。如 A 和 a 是一对等位基因。

（4）表现型　生物个体所表现出来的、能够用肉眼观察到的性状称为表现型，简称表型。如豌豆种子的圆滑和皱缩。

（5）基因型　控制生物性状的基因组成称为基因型，肉眼看不到，一般用英文字母表示。基因型与环境共同决定表现型。

（6）显性性状　具有相对性状的亲本杂交所产生的子一代中能显现出的亲本性状称为显性性状。如豌豆种子的圆滑是显性性状。

（7）显性基因　控制显性性状的基因称为显性基因，一般用大写英文字母表示。如 R。

（8）隐性性状　具有相对性状的亲本杂交所产生的子一代中未能显现出的亲本性状称为隐性性状。如豌豆种子的皱缩是隐性性状。

（9）隐性基因　控制隐性性状的基因称为隐性基因，一般用小写英文字母表示。如 r。当显性基因与隐性基因在一起时，个体表现显性性状。

（10）纯合体　控制性状的成对基因是彼此相同的，这种个体称为纯合体。如基因型为 RR 或 rr 的个体。

（11）杂合体　控制性状的成对基因彼此是不同的，这种个体称为杂合体。如基因型为 Rr 的个体。

三个遗传学定律既有区别，又有联系。学习过程中注意比较，才能真正掌握。三个定律的区别与联系如表 5-2。

表5－2　三个定律的区别与联系

特点	分离定律	自由组合定律	连锁互换定律
相对性状	一对	两对及两对以上	两对及两对以上
等位基因	一对	两对及两对以上	两对及两对以上
等位基因与染色体的关系	位于一对同源染色体上	位于两对及两对以上同源染色体上	位于同一对同源染色体上
细胞学基础	减数第一次分裂过程中同源染色体分开	减数第一次分裂过程中非同源染色体自由组合	减数第一次分裂过程中同源染色体分开时伴随同源染色体的非姊妹染色单体片段的互换
遗传实质	等位基因随同源染色体分开而分离	非同源染色体上非等位基因自由组合	同一条染色体上的不同基因伴随染色体共同传递，同源染色体上的等位基因之间发生交换
联系	分离定律是自由组合定律和连锁互换定律的基础		

　　遗传学的三大基本规律是分析和解决遗传学问题的理论依据，它们不仅适用于动植物，同样也适用于人类正常性状和遗传病的遗传，与后续内容的学习密切相关，因此需理解透彻、掌握熟练、运用自如。

　　本章内容基本概念较多，在学习过程中应借助对遗传现象的分析帮助理解，同时注意把握不同概念间的区别和联系，便于记忆。

目标检测

一、名词解释

性状　　相对性状　　等位基因　　纯合体　　杂合体
测交　　分离定律　　自由组合定律　　完全连锁　　互换

二、选择题

1. 下列各组性状中，属于相对性状的是（　　　）
　　A. 豌豆的高茎和矮茎　　B. 玉米的圆粒和黄粒　　C. 豌豆的高茎和水稻的矮茎
　　D. 豌豆的种皮颜色和水稻的种皮颜色　　E. 人的身高和体重

2. 一对等位基因的遗传方式符合（　　　）
　　A. 自由组合定律　　B. 分离定律　　C. 连锁定律
　　D. 互换定律　　E. 不一定

3. 下列基因型中，属于纯合体的是（　　　）
　　A. AABBCC　　B. AaBbCc　　C. AABbCc
　　D. AABBCc　　E. AABbCC

4. 下列各组杂交中，只能产生一种表现型子代的是（　　　）
　　A. BBSs×BBSs　　B. BbSs×bbSs　　C. BBss×bbSS
　　D. BbSs×bbss　　E. BBSs×BBSs

5. 下列基因型中，产生配子种类最少的是（　　）

　　A.Aa　　　　　　　　　　B.aaBBCC　　　　　　　　C.AaBb

　　D.aaBb　　　　　　　　　E.AABb

6. 番茄的红果（R）对黄果（r）是显性性状，Rr×Rr 的子代中，有（　　）种基因型

　　A.1　　　　　　　　　　　B.2　　　　　　　　　　　C.3

　　D.4　　　　　　　　　　　E. 以上均不是

7. 纯种高茎豌豆（DD）和纯种矮茎豌豆（dd）杂交，F2 代共有 4000 株豌豆，其中矮茎的有（　　）株

　　A.1000　　　　　　　　　B.2000　　　　　　　　　C.3000

　　D.4000　　　　　　　　　E. 0

8. 人类有耳垂（A）对无耳垂（a）是显性，当 Aa×aa 婚配，子女中有耳垂的占（　　）

　　A.0　　　　　　　　　　　B.25%　　　　　　　　　C.50%

　　D. 75%　　　　　　　　　E. 100%

9. 基因型为 Aabb 和 AABb 的个体杂交，后代不应该有的基因型是（　　）

　　A.AaBB　　　　　　　　　B.AABb　　　　　　　　　C. AaBb

　　D. Aabb　　　　　　　　　E. AAbb

10. 基因型为 AaBb 的个体，后代不应产生的配子是（　　）

　　A. AB　　　　　　　　　　B. Ab　　　　　　　　　　C. aB

　　D. ab　　　　　　　　　　E. Bb

三、简答题

比较遗传学三大规律的异同点。

四、案例分析题

1. 人类直发受显性基因 A 控制，卷发受隐性基因 a 控制。假设一个卷发的男性与一个直发的女性结婚，而该女性的母亲是卷发，那么这对夫妇的孩子是卷发的概率是多少？

2. 人类双眼皮受显性基因 B 控制，单眼皮受隐性基因 b 控制，惯用右手受显性基因 R 控制，惯用左手受隐性基因 r 控制，两对基因分别位于不同对的同源染色体上。假设双亲的基因型都是 BbRr，其后代中双眼皮惯用左手和单眼皮惯用左手的子女各占比例如何？

（杨元元）

第六章

单基因遗传与单基因遗传病

学习目标

掌握单基因遗传病的概念和分类、遗传方式和系谱特点。
熟悉系谱和系谱分析方法、两种单基因性状或疾病的遗传规律。
了解影响单基因遗传病表现的几种因素。

一对表型正常的夫妇，婚后生了一个白化病的孩子，这对夫妇再生一个孩子情况会怎样呢？一对表型正常的夫妇，他们的儿子为什么是色盲呢？通过这一章的学习我们可以找到答案。

单基因遗传是指某种性状受一对等位基因控制，且依照孟德尔定律遗传，又称孟德尔式遗传。单基因遗传病（single gene disease）是指受一对等位基因控制而发生的疾病，也称为孟德尔遗传病（monogenic disease），简称单基因病。根据基因所在的染色体不同（常染色体或性染色体），单基因遗传可分为：常染色体遗传和性染色体遗传（又称性连锁遗传）。根据致病基因所在染色体不同（常染色体或性染色体），以及致病基因性质的不同（显性或隐性），将人类单基因遗传病分为：常染色体显性遗传病（autosomal dominant inheritable – disease，AD）、常染色体隐性遗传病（autosomal recessive inheritable – disease，AR）、X连锁显性遗传病（X – linked dominant inheritable – disease，XD）、X连锁隐性遗传病（X – linked recessive inheritable – disease，XR）、Y连锁遗传病（Y – linked inheritable – disease，YL）等。目前，已被确认的人类单基因遗传病至少有7000多种，并且每年都有新的单基因遗传病被发现，单基因遗传病对人类健康构成较大威胁。

第一节 系谱与系谱分析

临床上判断单基因遗传病的遗传方式常用的方法是系谱分析法（pedigree analysis）。所谓系谱（pedigree）是指详细调查某种疾病在一个家族中的发生情况后，用遗传学上规定的符号按一定格式将调查结果绘制成患者与家族各成员相互关系的图。系谱中不仅包括患病的个体，也包括家族中所有的健康成员，图6-1是绘制系谱时常用的一些符号。

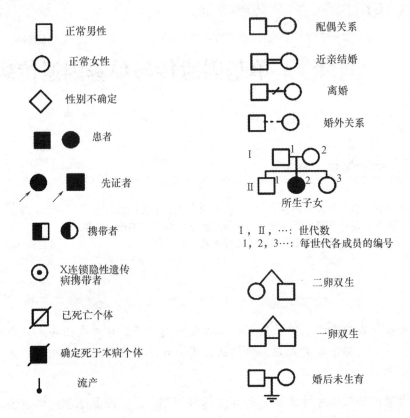

图 6-1 系谱中常用的符号

在系谱中，先证者是指家族中第一个被确诊患有某种遗传病的患者。绘制系谱时，应从先证者入手，调查他的家庭成员，弄清亲属关系和这种疾病在他们家族亲属中的分布情况，用特定的遗传学符号把这些调查资料绘制成图就是系谱。

调查和绘制系谱时要注意：①一般要求调查患者家族中三代以上多个成员的情况；②要调查清楚患者的年龄、病情、死亡原因、是否近亲婚配等情况；③调查的人数愈多愈好，大家族才能提供更多的信息，调查时要深入实地察看查询；④多收集资料综合分析，以确保资料的准确无误。

对绘制出来的系谱，运用遗传学基本规律进行分析就是系谱分析。在进行系谱分析时，只依据一个家族的系谱资料往往不能反映出该病的遗传方式特点，通常需要把几个具有相同遗传病的家族的系谱结合起来做综合分析。通过系谱分析可确定某种遗传病可能的遗传方式，还可以预测后代发病风险。

第二节　常染色体遗传

一、常染色体显性遗传及系谱特点

控制一种性状或遗传病的基因位于 1~22 号常染色体上，且这种基因的性质是显性的，这种遗传方式称为常染色体显性遗传（autosomal dominant inheritance，AD）。由常染色体上的显性致病基因引起的疾病称为常染色体显性遗传病。常见的常染色体显性遗传病有：家族性多发性结肠息肉症、多指（趾）、短指（趾）、齿质形成不全症、软骨发育不全症、慢性进行性舞蹈症、多囊肾（成年型）、视网膜母细胞瘤等。群体中常染色体显性遗传病的发病率约为0.9%。表6-1是一些常染色体显性遗传病的发病率。

表6-1　一些常染色体显性遗传病的发病率

疾病名称	发病率（%）	疾病名称	发病率（%）
多囊肾	2.00	软骨发育不全	0.02
齿质生成不全症	0.13	慢性进行性舞蹈症	0.50
成骨发育不全症	0.04	神经纤维瘤	0.40
腓骨肌萎缩症	0.40	肌紧张性营养不良	0.20
多发性外生骨疣	0.50	家族性多发结肠息肉症	0.10
高胆固醇血症	1.00	视网膜母细胞瘤	0.03

在常染色体显性遗传病中，假定A表示显性致病基因，a表示相对应的隐性正常基因，则基因型AA和Aa的个体患病，基因型aa的个体正常。由于致病基因是由正常基因突变而来的，而突变的发生是稀有的事件，其突变率约为$10^{-6} \sim 10^{-4}$／（基因·代），因此，常染色体显性遗传病的患者，大多数是杂合子，很少见到显性纯合子AA的患者。由于内外环境因素的复杂影响，基因表达也就不同，杂合子可能出现不同的表现形式。根据基因的表达情况的不同，常染色体显性遗传可分为以下几种不同的遗传方式。

（一）完全显性遗传

在常染色体显性遗传病中，杂合子（Aa）患者与显性纯合子（AA）患者的表型完全相同，临床症状无区别，称为完全显性遗传（complete dominance inheritance）。在杂合子（Aa）中，隐性基因a的作用完全被显性基因A掩盖，从而使杂合子（Aa）表现出与显性纯合子（AA）完全相同的性状。在完全显性遗传中，患者的基因型为AA或Aa，正常人的基因型为aa。

例如：短（趾）指症是一种常染色体显性遗传病。主要症状是患者手（足）由于指骨或掌骨（或趾骨）短小或缺如，致使手指（趾）变短（图6-2）。

如果用A表示决定短（趾）指的致病显性基因，a表示正常的隐性基因。则短（趾）指患者的基因型为AA或Aa，正常人的基因型为aa。

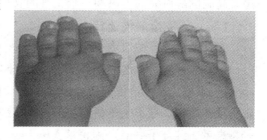

图6-2　短指症

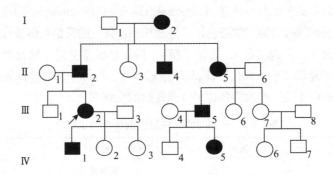

图6-3　一个短指症的系谱

图6-3是一个短（趾）指症的系谱，在这个系谱中，I₁是正常人，基因型是aa，I₂是患者，基因型是Aa，因为她的子女II₃是正常人，基因型是aa，III₂是先证者，基因型是Aa；她的母亲II₁正常，基因型是aa；她的父亲II₂是患者，基因型是Aa。观察系谱，每一代都有患者，连续传递；短（趾）指患者的基因型都是Aa，患者的双亲之一是患者。当短（趾）指的患者（Aa）和正常个体婚配，根据分离定律分析，其所生的子女中约有1/2是短（趾）

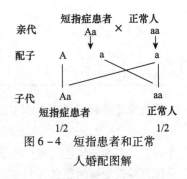

图6-4　短指患者和正常人婚配图解

指患者，约有1/2是正常个体。也就是说，这对夫妇每生一个孩子都有1/2的可能性是短（趾）指患者（图6-4）。

通过对这个短（趾）指的系谱分析，可以总结常染色体显性遗传病的系谱特点：①患者的双亲之一是患者，且患者大多是杂合子；②患者的同胞中患此病的可能性约是1/2，男女发病机会均等，因为致病基因是位于常染色体上；③患者的后代中约有1/2是患者；④系谱中连续几代都可以看到此病的患者，此病是连续传递的；⑤双亲无病时，子女中一般不会发病，除非发生了基因突变。

案例分析：一名患有高胆固醇血症（AD）的男子和一正常女性结婚后，生有一个患有高胆固醇血症的男孩和一个正常的女孩，问再生育患儿的风险是多少？

（二）不完全显性遗传

在常染色体显性遗传中，杂合子（Aa）的表现型介于纯合显性（AA）和纯合隐性（aa）表现型之间，这种遗传方式称为不完全显性遗传（incomplete dominant inheritance）。不完全显性遗传的杂合子（Aa）中的显性基因A和隐性基因a的作用都得到一定程度的表达。在不完全显性遗传病中，纯合子（AA）为重型患者、杂合子（Aa）为轻型患者、纯合子（aa）为正常人。

软骨发育不全症是不完全显性遗传的典型实例。显性纯合子（AA）患者病情严重，往往因骨骼严重畸形，胸廓小而且呼吸窘迫，脑积水，多死于胎儿期或新生儿期。杂合子（Aa）为轻型患者，临床上表现软骨发育不全症。软骨发育不全症的杂合子（Aa）患者表现为短肢、侏儒的骨骼发育异常。患者四肢短粗，下肢内弯，腰椎明显前突，臀部后突，手指粗短，各指平齐，头大，前额突出，鼻梁塌陷，下颚突出等。主要是由于长骨骨骺端软骨细胞形成及骨化障碍，影响了骨的生长所致，致病基因位于4p16.3。隐性纯合子（aa）为正常人。

　　如果两个杂合子（Aa）软骨发育不全症患者婚配，后代中的重型患者、软骨发育不全症患者、正常人的比例为1：2：1，子女中将有1/4的可能为重型患者（AA）表现为死胎，1/2的可能为软骨发育不全症患者（Aa），1/4的可能为正常人（图6-5）。

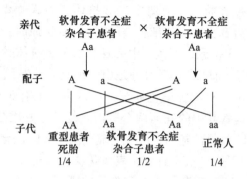

图6-5　两个软骨发育不全症患者婚配图解

　　β型地中海贫血症（或称β-珠蛋白生成障碍性贫血）也属于不完全显性遗传。发病原因是：患者造血系统的血红蛋白（HbA）中β链合成受到影响，血红蛋白分子的化学成分发生改变，导致铁利用发生障碍而造成低血色素性贫血，红细胞的形态也易发生改变。不同基因型的个体，由于β链合成受影响程度不同，因而在临床上会出现不同的病情：①显性纯合子（$\beta^{Th}\beta^{Th}$）是重型患者，不能合成或只能合成很少量的β链，因此患儿在出生后几个月内便出现严重的进行性贫血，常靠输血维持生命，多在婴幼儿期夭折；②杂合子（$\beta^{Th}\beta^{th}$）是轻型患者，β链合成部分受抑制，所以临床症状较轻，只表现轻度或中度贫血，一般可活至成年；③隐性纯合子（$\beta^{th}\beta^{th}$）是正常人，β链合成正常。

　　当两个轻型患者之间婚配时（图6-6），他们的后代中将出现重型患者、轻型患者和正常人，其分离比为1：2：1，表现型和基因型的比例相同。

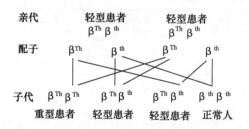

图6-6　两个轻型患者婚配图解

（三）共显性遗传

共显性遗传（codominance dominant inheritance）是指在杂合子个体中一对等位基因没有显性和隐性的区别，它们都是显性基因，两种基因的作用都完全表达出来，这种遗传方式称为共显性遗传。

人类 ABO 血型的遗传是一个共显性遗传的典型例子。ABO 血型是由红细胞表面抗原决定的，红细胞表面有 A 抗原，血清中有 β 抗体者为 A 血型；红细胞表面有 B 抗原，血清中有 α 抗体者为 B 血型；红细胞表面有 A、B 抗原时，血清中无抗体者为 AB 血型；红细胞表面无 A、B 抗原，而血清中有 α 和 β 两种抗体时为 O 血型。

ABO 血型的基因位于 9q34，ABO 血型是由一组复等位基因（I^A、I^B、i）决定的。所谓复等位基因是指位于一对同源染色体某一特定位点上有 3 种或 3 种以上的基因，但对每个人来说，只能具有其中的任何两个基因。复等位基因是对群体来说的，等位基因是对个体来说的。I^A 是显性基因，I^B 也是显性基因。I^A 决定红细胞表面有 A 抗原，I^B 决定红细胞表面有 B 抗原，i 决定红细胞表面既没有 A 抗原，也没有 B 抗原。I^A、I^B 对 i 是完全显性，而 I^A、I^B 之间没有显性和隐性的区别，I^A 和 I^B 在一起时表现为共显性，两种基因的作用都完全表达出来，所以基因型 $I^A I^B$ 的个体血型为 AB 型。ABO 血型的基因型见表 6-2。

表 6-2　ABO 血型的基因型

血型	红细胞抗原	基因型
A	A	$I^A I^A$　$I^A i$
B	B	$I^B I^B$　$I^B i$
AB	A，B	$I^A I^B$（共显性）
O	—	ii

由于 ABO 血型是遗传的，依据分离定律，根据双亲的血型就可以推断出子女中可能有什么血型，不可能有什么血型；也可以根据子女的血型推断出双亲可能有什么血型，不可能有什么血型。所以 ABO 血型的鉴定是法医学中进行亲子鉴定的常用的检测手段之一。双亲和子女之间的血型遗传关系见表 6-3。

表 6-3　双亲和子女间 ABO 血型的遗传关系

双亲的血型	子女中可能出现的血型	子女中不可能出现的血型
O × O	O	A，B，AB
A × A	A，O	B，AB
A × B	A，B，AB，O	— —
A × AB	A，B，AB	O
A × O	A，O	B，AB
B × B	B，O	A，AB
B × AB	A，B，AB	O
B × O	B，O	A，AB
AB × AB	A，B，AB	O
AB × O	A，B	AB，O

人类 MN 血型也是共显性遗传。MN 血型是由一对等位基因控制的，以 M 和 N 代表 M 和 N 血型抗原的基因，基因型 MM 的人红细胞表面有 M 抗原，是 M 血型；基因型为 NN 的人红细胞表面有 N 抗原，是 N 血型，基因型为 MN 的人，由于 M 和 N 都是显性基因，它们是共显性的，即能形成 M 抗原又能形成 N 抗原，所以为 MN 血型。基因型为 MM 的人与基因型为 NN 的人婚配，子女中基因型为 MN，是 MN 血型。这是 M 基因和 N 基因共同表达的结果。

案例分析：父母双方血型分别为 AB 型和 O 型，他们子女血型则是 A 型或 B 型，不可能是 AB 型和 O 型（图 6-7）。

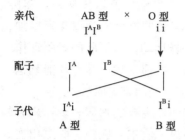

图 6-7　AB 型和 O 型婚配图解

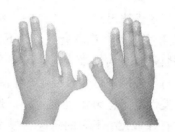

图 6-8　一双多指的手

（四）不规则显性遗传

不规则显性遗传（irregular dominant inheritance）是指携带有显性致病基因的杂合体（Aa）由于受遗传因素和环境因素的影响，不表现出相应的临床症状，而表型正常。因此在系谱中出现隔代遗传现象，也称为外显不全。这是因为显性致病基因的表达程度可能受到体内其他基因的影响，这些基因可以加强或减弱与该遗传性状有关的主要基因的作用。显性致病基因还会受到年龄、性别等其他因素的影响，从而使患者的临床症状轻重不同，或发病年龄推迟，甚至失去显性特点而不表现。如多指（趾）症是不规则显性遗传的典型实例（图 6-9）。

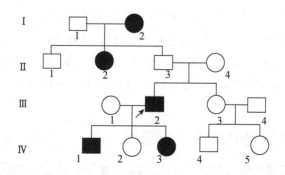

图 6-9　一个多指症的系谱

图 6-9 是一个多指的系谱，从多指系谱中看到，先证者 III₂ 的 3 个子女中有 2 个患多指症，这证明他是杂合子（Aa）。然而，他的父母 II₃ 和 II₄ 都正常，而他的姑姑 II₂ 是多指患者。由此看出，他的父亲 II₃ 也可能是杂合子，由于受遗传背景或环境因素的影响，而使显性基因（A）的作用未能表现，所以手指正常。像这种显性基因完全

不能表达的个体称顿挫型（form fruste），但并不影响将其致病基因传给后代，所以Ⅱ₃将致病基因（A）传给其子女，出现隔代遗传。

（五）延迟显性遗传

延迟显性遗传（delayed dominant inheritance）是在常染色体显性遗传病中，有些杂合子（Aa）个体在生命的早期，致病基因的作用并不表达，到一定年龄以后，致病基因的作用才表达出来，这种情况称为延迟显性遗传。较为常见的如慢性进行性舞蹈病、遗传性小脑运动共济失调Ⅰ型、家族性多发性结肠息肉等。

慢性进行性舞蹈症（又称Huntington舞蹈症）是一种延迟显性遗传病。本病杂合子在生命的早期，致病基因并不表达，所以儿童期并不发病。但生长到一定年龄后，致病基因的作用才表达出来。一般到中青年发病。随年龄的增大发病率逐渐增加，到60岁时发病率可达94%。患者有进行性不自主的舞蹈样运动，以下肢的舞蹈动作最常见，并可合并肌强直。病情加重时，可出现精神症状，如抑郁症，并有智能衰退，最终成为痴呆。对于慢性进行性舞蹈症，年龄是一个影响发病的重要因素。

家族性多发性结肠息肉症也是一种延迟显性遗传病。主要的临床表现：患者的结肠和直肠壁上有许多大小不等的息肉，早期症状不明显，偶尔有腹泻，肠道出血、体重减轻、贫血、肠梗阻等症状，往往被误诊为肠炎，在排便时低位息肉脱出，随后息肉增多增大，35岁左右，结肠息肉可恶变成结肠癌。

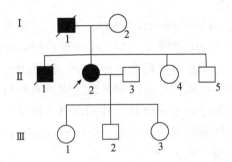

图6-10　一个家族性多发性结肠息肉症系谱

图6-10是一个家族性多发性结肠息肉症系谱，系谱中Ⅰ₁和Ⅱ₁都死于结肠癌，先证者Ⅱ₂的结肠息肉已经恶变，她的子女Ⅲ₁、Ⅲ₂、Ⅲ₃均无症状，可能是由于年龄太小，未出现恶变，但他们都可能存在结肠息肉，应该及时检查，及时手术，以防癌变的发生。

二、常染色体隐性遗传及系谱特点

控制一种性状或遗传病的基因位于1~22号常染色体上，并且致病基因的性质是隐性基因，这种遗传方式称为常染色体隐性遗传（AR）。由常染色体上隐性致病基因引起的疾病称为常染色体隐性遗传病。常见的常染色体隐性遗传病有先天性聋哑、苯丙酮尿症、尿黑酸尿症、半乳糖血症、肝豆状核变性、高度近视、白化病、镰型红细胞贫血症等。表6-4是一些常染色体隐性遗传病的发病率。

表6-4　一些常染色体隐性遗传病的发病率

疾病名称	发病率（‰）	疾病名称	发病率（‰）
高度近视	10.00	半乳糖血症	0.02
先天性耳聋	0.34	视网膜色素变性	0.23
先天性智力低下	0.50	苯丙酮尿症（经典型）	0.10
镰状细胞贫血	0.10	多囊肾（儿童期）	0.10
先天性肾上腺皮质增生	0.10	白化病	0.05
婴儿黑矇性白痴	0.04	囊性纤维变性	0.63

在常染色体隐性遗传病中，致病基因为隐性基因 a，相应的正常基因为显性基因 A，则基因型 AA 和 Aa 的个体表现正常，基因型 aa 的个体患病。致病基因只有在隐性纯合状态时个体才会发病。当个体处于杂合子（Aa）状态时，由于有显性基因（A）的存在，致病基因（a）的作用被掩盖而不能表现，所以杂合子不发病，这种表型正常但带有致病基因的杂合子（Aa）称为携带者（carrier）。

白化病是一种常染色体隐性遗传病。患者由于含有隐性的致病基因，缺乏酪氨酸酶，所以不能形成黑色素，皮肤呈白色或淡红色，毛发很白或为淡黄色，虹膜及瞳孔呈浅红色，并且羞明；部分患者有屈光不正、斜视和眼球震颤等症状，少数白化病患者智力低下，发育不良；患者皮肤不耐日晒，可因为日晒而出现灼伤，暴露的皮肤可发生恶性黑色素瘤。图 6-11 是一个白化病的系谱。

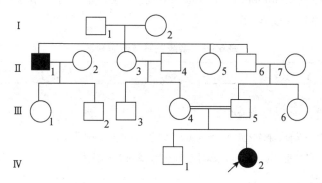

图6-11　一个白化病的系谱

在这个系谱中，先证者 IV_2 的基因型是 aa，III_4、III_5 虽然是正常人，但他们都是致病基因的携带者，所以 III_4、III_5 的基因型都是 Aa。II_1 是患者，基因型是 aa，I_1、I_2 也都是致病基因的携带者，基因型都是 Aa，他们能将致病基因 a 传给后代，使得他们的后代 II_1 患病。II_3、II_6 虽然是正常人，也是致病基因的携带者，基因型为 Aa。如果一对夫妇都是白化病基因的携带者，根据分离定律分析，他们的子女中有 1/4 的可能是白化病，3/4 的可能是正常个体，在正常个体中，有 2/3 的可能是白化病基因的携带者（图 6-12）。

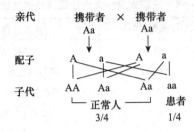

图 6 – 12　两个白化病基因的携带者婚配图解

通过对图 6 – 11 白化病系谱的分析，可以总结出常染色体隐性遗传病系谱的特点：①患者的双亲往往表型都是正常的，但他们都是致病基因的携带者；②患者的同胞中约有 1/4 为患者，约有 3/4 正常，在正常人中 2/3 的可能是携带者；③男女发病机会均等，因为致病基因是位于常染色体上，和性别无关；④不连续传递，系谱中患者往往是散发的病例，有时整个系谱中只有先证者一个患者；⑤近亲婚配时，子女中发病率比非近亲婚配增高很多。

所谓近亲婚配是指在 3 ~ 4 代之内有共同祖先的男女进行婚配。近亲个体带有从共同祖先那里传递下来的同一基因的可能性要比非近亲高得多。有亲缘关系的个体，可能携带相同的致病基因，亲缘关系越近则携带有相同致病基因的可能性就越高。亲缘关系的远近用亲缘系数来表示。具有共同祖先的个体，在某一位点上携带相同基因的概率称为亲缘系数（coefficient of relationship）。亲缘关系越近，亲缘系数越大。亲缘关系与亲缘系数的关系见表 6 – 5。

表 6 – 5　亲缘关系与亲缘系数

与先证者的亲缘关系	亲缘系数
单卵双生	1
一级亲属（父母、同胞、子女、双卵双生）	1/2
二级亲属（祖父母/外祖父母、叔姑/舅姨、半同胞、侄/甥、孙子女/外孙子女）	1/4
三级亲属（曾祖父母/外曾祖父母、曾孙子女/外曾孙子女、表兄妹/堂兄妹）	1/8
四级亲属（表叔/表舅）	1/16
五级亲属（表堂兄妹）	1/32

近亲婚配比非近亲婚配发病率明显增高的原因如下。①近亲之间具有某些共同的隐性致病基因的可能性较大。当某人是隐性致病基因的携带者时，如果他是非近亲婚配，在群体中随机遇到一个具有相同隐性致病基因携带者的可能性为 1/50 ~ 1/500；如果是近亲婚配，他的表姐妹就有 1/8 的可能性是具有相同的隐性致病基因的携带者，这样看来，近亲婚配时子女隐性遗传病的患病率就大大增高了。②人群中隐性致病基因的频率低，约为 0.01 ~ 0.001，隐性致病基因纯合时才发病，故隐性纯合子的频率为致病基因频率的平方（1/1000000 ~ 1/10000）；人群中隐性致病基因携带者频率高，约为致病基因的 2 倍（0.02 ~ 0.002），常染色体隐性遗传病的致病基因大部分存在于携带者之中。假设某一隐性致病基因频率为 0.01，携带者的频率是 2 倍，为 0.02（1/50），随机婚配的子女隐性遗

传病的患病率为 $1/50 \times 1/50 \times 1/4 = 1/10000$；表兄妹婚配的子女隐性遗传病的患病率为 $1/50 \times 1/8 \times 1/4 = 1/1600$，表兄妹婚配是随机婚配子女发病率的 6.25 倍。如果某一隐性致病基因频率为 0.001，表兄妹婚配是随机婚配子女发病率的 62.5 倍，因此，常染色体隐性遗传病的群体发病率越低，近亲婚配的危害愈大。

由于近亲结婚常染色体隐性遗传病的发病率明显增高，为了提高人口素质，少生、优生，我国《婚姻法》明确规定，禁止近亲结婚。

知识链接

近亲结婚的危害

达尔文是伟大的生物学家，进化论的奠基人，著有《物种起源》和《进化论》。达尔文非常聪明，自幼与舅舅的女儿爱玛相爱。30 岁时达尔文与表姐爱玛结婚。他们婚后生的孩子有的终身不育，有的身体不好，有的常年多病。儿女的不幸使达尔文夫妇一生都感到焦虑不安。达尔文和妻子都是健康人，为什么生下的孩子这样？这件事情让达尔文百思不得其解，达尔文到了晚年，在研究植物的生物进化过程时才恍然大悟：原来是近亲婚配的结果。美国著名遗传学家摩尔根与漂亮的表妹玛丽结婚了。婚后生的孩子有的痴呆，有的智力残疾，过早地离开了人世。夫妇俩之后再也没有生育。

案例分析：先天聋哑是一种常染色体隐性遗传病，今有一对夫妇都很健康，婚后却生出一个先天聋哑的患儿和一正常小孩，试判断父母的基因型。这对夫妇再生一个孩子是先天聋哑的可能性多大？

第三节　性染色体遗传

人的染色体除了 22 对常染色体外，还有性染色体（X 染色体和 Y 染色体），如果基因位于性染色体上，这些基因将随着性染色体的行动而传递，这种遗传方式称为性连锁遗传。性连锁遗传又分为 X 连锁显性遗传、X 连锁隐性遗传和 Y 连锁遗传。常见的 X 连锁遗传病有：红绿色盲、血友病、假肥大型肌营养不良、抗维生素 D 性佝偻病等表 6-6。

表 6-6　一些 X 连锁遗传病发病率

疾病名称	发病率（‰）	疾病名称	发病率（‰）
先天性红绿色盲	42.00	先天性智力低下	1.80
血友病 A	0.10	鳞癣症	0.16
血友病 B	0.01 ~ 0.10	假肥大型肌营养不良	0.20
抗维生素 D 性佝偻病	0.01 ~ 0.10	无汗性外胚层发育不良	0.01 ~ 0.10
慢性肉芽肿病	0.10	色素失调症	0.10

一、X 连锁显性遗传及系谱特点

控制一种性状或疾病的基因位于 X 染色体上，并且基因性质是显性基因，这种遗传方式称为 X 连锁显性遗传（X‑linked dominant inheritance，XD），由 X 染色体上显性致病基因引起的疾病称为 X 连锁显性遗传病。

由于男女性染色体组成不同，正常女性核型为 46，XX，有 2 条 X 染色体；正常男性核型为 46，XY，有一条 X 染色体和一条体积较小的 Y 染色体。这种性染色体组成上的差异，使得 X 连锁基因的传递上具有独特的特点。①男性只有一条 X 染色体，由于 X 染色体和 Y 染色体上的基因并不相同，位于 X 染色体的基因在 Y 染色体上没有相应的等位基因，对于 X 染色体的基因来说，男性只有成对等位基因中的一个，称为半合子。不论致病基因是显性基因还是隐性基因，只要男性的 X 染色体上带有致病基因，就会发病。②由于男性的 X 染色体是母亲传来的，将来只能传给女儿，不传给儿子。即不存在从男性到男性的传递，这种遗传称为交叉遗传（criss‑cross inheritance）。

在 X 连锁显性遗传病中，致病基因为 A，正常基因为 a，女性的基因型有 3 种可能：$X^A X^A$、$X^A X^a$、$X^a X^a$。其中 $X^A X^A$、$X^A X^a$ 表型为患者，$X^a X^a$ 表型正常。由于人群中致病基因的频率很低，因此在临床上，纯合子 $X^A X^A$ 的患者很少，绝大多数女性患者为杂合子 $X^A X^a$，但是杂合子 $X^A X^a$ 患者的病情往往较轻。男性的基因型有两种可能：$X^A Y$、$X^a Y$。$X^A Y$ 表型为患者，$X^a Y$ 表型正常。由于致病基因是位于 X 染色体上，女性的 X 染色体可以由父亲传来，也可以由母亲传来；而男性的 X 染色体只能由母亲传来，因此女性的发病率高于男性。由于男性的 X 染色体只能由母亲传来，将来只能传给其女儿，所以男性患者的母亲一定是患者，男性患者的女儿也一定是患者。

抗维生素 D 性佝偻病是一种 X 连锁显性遗传病。本病的致病基因定位于 Xp22。患者由于肾小管对磷重吸收障碍，肠道对磷、钙的吸收不良，导致血磷下降，尿磷增多而影响骨质钙化，形成佝偻病。这种佝偻病不仅会出现在儿童期，在青春期仍在进展。用常规剂量的维生素 D 治疗这种佝偻病无效，必须联合用大剂量的维生素 D 和磷酸盐才能起到治疗效果。图 6‑13 是一个抗维生素 D 性佝偻病的系谱。

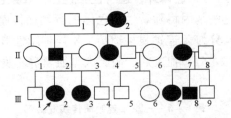

图 6‑13　一个抗维生素 D 性佝偻病的系谱

本系谱可以看到，女性患者多于男性患者，并且每一代都有患者，先证者 III₂ 和他妹妹 III₃ 的致病基因来自于父亲 II₂，男性患者 II₂ 的两个儿子（III₁、III₄）均是正常。III₇、III₈ 都是患者，致病基因均来自母亲 II₇，女性患者的女儿、儿子都可能患病，根据分离定律分析，男性患者的女儿一定是患者，儿子一定正常（图 6‑14）。女性患者的女儿、儿子都有 1/2 的可能发病（图 6‑15）。

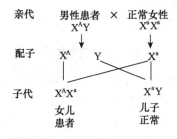

图 6 - 14 一个 X 连锁显性遗传病男性患者和一个正常女性的婚配图解

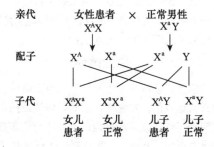

图 6 - 15 一个 X 连锁显性遗传病女性患者和一个正常男性的婚配图解

X 连锁显性遗传病的系谱特点：①每一代都有患者，连续传递；②人群中女性患者多于男性患者，但女性患者病情比男性患者的病情较轻；③患者的双亲必有一方是该病患者；④男性患者的女儿全部为患者，儿子全部正常；⑤女性杂合子患者的女儿和儿子中各有 1/2 可能是患者。

二、X 连锁隐性遗传及系谱特点

控制一种性状或遗传病的基因位于 X 染色体上，并且基因的性质是隐性的，这种遗传方式称为 X 连锁隐性遗传（X – linked recessive inheritance，XR）。由 X 染色体上隐性致病基因引起的疾病就称为 X 连锁隐性遗传病。

在 X 连锁隐性遗传病中，致病基因为 a，正常基因为 A，并且是位于 X 染色体上。女性的基因型有 3 种可能：X^AX^A、X^AX^a、X^aX^a。其中 X^AX^A、X^AX^a 表型为正常，虽然 X^AX^a 表型为正常，但带有致病基因，是致病基因的携带者。X^aX^a 表型为患者。男性的基因型有两种可能：X^AY、X^aY。X^AY 表型正常，X^aY 表型为患者。由于致病基因是隐性基因且位于 X 染色体上，女性只有当两条 X 染色体上等位基因都是隐性致病基因即纯合子（X^aX^a）时才表现为患者，当隐性致病基因在杂合状态（X^AX^a）时，隐性基因控制的性状不显示出来，这样的女性是表型正常的致病基因携带者；而男性只有一条 X 染色体，所以只要 X 染色体上有一个隐性致病基因（X^aY）就会发病，故男性患者多于女性患者。

例如红绿色盲是一种 X 连锁隐性遗传病，临床表现为对红绿颜色的辨别力降低，致病基因是位于 Xq28。红绿色盲的发病率在男、女性别中差别很大，在我国男性发生率为 7.0%，女性发病率为 0.49%。

红绿色盲的发现

在一个圣诞节前夕，道尔顿给他的妈妈买了一双"棕灰色"的袜子作为圣诞节的礼物。当妈妈看到袜子时，感到袜子的颜色过于鲜艳，就对道尔顿说："你买的这双樱桃红色的袜子，让我怎么穿呢？"道尔顿感到非常奇怪：袜子明明是棕灰色的，为什么妈妈说是樱桃红色的呢？疑惑不解的道尔顿拿着袜子又去问弟弟和周围的人，除了弟弟与自己的看法相同以外，被问的其他人都说袜子是樱桃红色的，道尔顿对这件小事没有轻易地放过，他经过认真的分析比较，发现他和弟弟的色觉与别人不同。原来，自己和弟弟都是色盲。道尔顿虽然不是生物学家和医学家，却成了第一个发现色盲的人，也是第一个被发现的色盲症患者，为此他写了篇论文《论色盲》，成为世界上第一个提出色盲问题的人。后来，人们为了纪念他，又把色盲症称为道尔顿症。

色觉障碍

科学家研究发现，人类的色觉，可以分为色觉正常和色觉障碍。根据三原色学说，可见光内任何颜色都是由红、绿、蓝三色组成的。在医学上，能够辨认三原色的人，称为三色视，这种人的辨色能力完全正常，而对完全不能辨认某种颜色的人，称为色盲症患者。在色盲症患者中，如果有一种原色不能辨认，称为二色视，这种人主要表现为红色盲和绿色盲；如果三种原色都不能辨别，称为全色盲。如果某人对颜色的辨认能力比较低，称为色弱，在色弱患者中，也主要是红色弱和绿色弱，蓝色盲与蓝色弱很少见。所以，色盲障碍主要有先天性全色盲（常染色体隐性遗传）、先天性红绿色盲和色弱 3 种。

红绿色盲的致病基因用 a 来表示，正常基因为 A。如果一个红绿色盲的男性患者（X^aY）和一个色觉正常的女性（X^AX^A）婚配，子代中女儿都正常，但都是携带者；儿子都正常（图 6 – 16）。

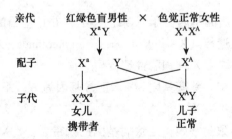

图 6 – 16　一个红绿色盲的男性和一个色觉正常的女性婚配图解

如果一个红绿色盲的女性携带者（X^AX^a）和一个色觉正常的男性（X^AY）婚配，他们的女儿色觉都正常，但 1/2 是携带者，1/2 为正常；儿子有 1/2 是患者，1/2 为正常（图 6 – 17）。

如果一个红绿色盲的女性携带者（X^AX^a）和一个的红绿色盲男性（X^aY）婚配，他们的女儿有 1/2 是患者，另外 1/2 为正常，但都是携带者。儿子有 1/2 是患者，1/2 为正常（图 6 – 18）。

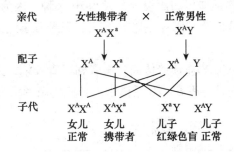

图 6-17　一个红绿色盲的女性携带者和一个色觉正常的男性婚配图解

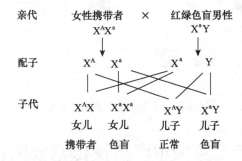

图 6-18　一个红绿色盲女性携带者和一个的红绿色盲男性婚配图解

图 6-19 是一个红绿色盲的系谱，本系谱特点为：①人群中男性患者远多于女性患者，系谱中往往只有男性患者；②双亲无病时，儿子可能发病，女儿则不会发病；儿子如果发病，母亲肯定是一个携带者，女儿有 1/2 的可能为携带者；③男性患者的兄弟、外祖父、舅父、姨表兄弟、外甥、外孙等也有可能是患者；④如果女儿是患者，其父亲一定也是患者，母亲是携带者或是患者。

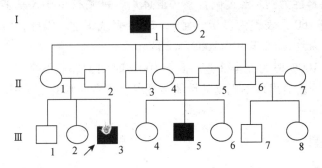

图 6-19　一个红绿色盲的系谱

三、Y 连锁遗传

控制某种性状或疾病的基因位于 Y 染色体，并随 Y 染色体的行动而传递，这种遗传方式称为 Y 连锁遗传（Y-linked inheritance，YL）。Y 连锁遗传比较简单，因为只有男性才有 Y 染色体，基因位于 Y 染色体上，这些基因将随 Y 染色体进行传递，只能是男性传给男性，即父传子、子传孙，因此称为全男性遗传。

目前已经知道的 Y 连锁遗传病比较少，大约 10 余种，因为 Y 染色体很小，Y 染色体上的基因很少。不论是显性基因还是隐性基因，只要 Y 染色体上有致病基因，这样的男性就会患病。

外耳道多毛症就是一种 Y 连锁遗传病。患者到了青春期，外耳道中可长出 2～3cm 的黑色硬毛，常伸出耳孔外。图 6-20 系谱中祖孙三代患者均为男性，女性均正常。

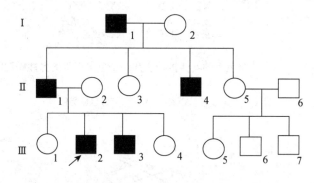

图 6-20 一个外耳道多毛症系谱

第四节 孟德尔经典遗传方式的补充

一、外显率

外显率（penetrance）是指一定基因型的个体在群体中形成相应表型的百分率。显性基因在杂合状态下是否表达，常用外显率来衡量。

外显率 =（实际患者人数/致病基因杂合子的总人数）×100%

以多指（趾）症为例。经过调查某一群体后，推测有 200 人是多指基因的杂合子（Aa），而实际有 160 人表现为多指（趾），40 人表现正常。因此，所调查群体中该致病基因的外显率为（160/200）×100% = 80%。

外显率等于 100% 时为完全外显；低于 100% 时则为外显不全或不完全外显。在外显不全的情况下，就会出现不规则显性遗传现象，患者同胞的发病率就不再是 1/2，而是 1/2×外显率。

二、表现度

表现度（expressivity）指具有相同基因型的个体，由于遗传背景和环境因素的不同，性状的表现程度或所患遗传病的轻重程度存在差异。如多指（趾）症，杂合子患者由于遗传背景和环境因素的不同，指数多少不一；桡侧多指与尺侧多指不一；手多指与脚多趾不一；或软组织的增加和掌骨的增加程度不一致（图 6-21）。而这些差异既可出现在不同个体，也可出现在同一个体的不同部分。具有同样基因型的个体，由于表现度的不同，临床症状有轻有重。表现度的差异并不影响致病基因向后代传递，仍然遵循孟德尔式遗传。表现度轻的患者所生的子女的表现度不一定轻。

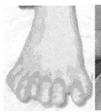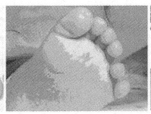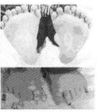

图 6－21　多趾的不同表现度

三、表型模拟

在个体发育过程中，由于环境因素的作用使个体产生的症状与某一致病基因所产生的表型相同或相似，这种由环境因素引起的表型称为表型模拟（phenocopy）。例如抗维生素 D 性佝偻病，是 X－连锁显性遗传病，该遗传病患者不能利用维生素 D 而发生佝偻病，是遗传因素决定的；可是如果食物中长期缺乏维生素 D 也会引起佝偻病，症状相似，这就是表型模拟现象。先天性聋哑可以是常染色体隐性遗传，也可以是常染色体显性遗传，是由致病基因引起的。有时使用药物（链霉素）也可以引起聋哑，与遗传基因引起的先天性聋哑有一个相同的表型即聋哑，这种由药物引起的聋哑则为表型模拟。表型模拟是由于环境因素的影响，并不是因为带有致病基因所致，因此表型模拟不会遗传给后代。

四、遗传异质性

表现型相同或相似而基因型不同的遗传现象称为遗传异质性（heterogeneity）。例如先天性聋哑，约 80% 由遗传因素引起，20% 由环境因素引起。在遗传因素引起的先天性聋哑中，约有 70% 是常染色体隐性遗传，还有常染色体显性遗传和 X 连锁隐性遗传。在常染色体隐性遗传中又分为Ⅰ型、Ⅱ型和半致死型，Ⅰ型约有 35 个基因座位，Ⅱ型约有 6 个基因座位，半致死型患者常伴有智力低下，性腺发育不全，每个基因座位隐性致病基因纯合都可导致先天性聋哑；属于常染色体显性遗传的有 6 个基因座位，属于 X 连锁隐性遗传的有 4 个基因座位，由此可见，先天性聋哑有高度的遗传异质性。

遗传异质性是遗传病中一个普遍现象。例如有一对夫妇都是先天性聋哑（AR 型），婚后却生出正常的孩子，这说明该父母聋哑致病基因不在同一基因座位上。如 a 基因是先天性聋哑基因，A 基因是正常基因；b 基因也是先天性聋哑基因，B 基因是正常基因；且 a 基因和 b 基因不在同一基因座位上。父亲是先天性聋哑，基因型是 aaBB，母亲是先天性聋哑，基因型是 AAbb，他们的孩子是正常的，基因型是 AaBb（图 6－22）。临床症状相似的两个病例，由于遗传基础不同，其遗传方式、发病年龄、病程进展、病情严重程度、预后及再发风险等都有可能不同，所以对遗传异质性要给予高度重视。

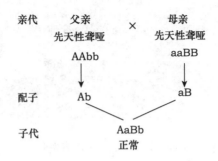

图 6 – 22　两个先天性聋哑患者婚配图解

五、基因多效性

基因多效性（pleiotropy）是指一个基因可以影响或决定多个性状，这就导致一种遗传病可以有复杂的临床表现。基因具有多效性是因为：基因控制性状是通过控制蛋白质或酶的合成来实现的。基因的作用会影响机体新陈代谢的一系列生理、生化过程，而各种生理、生化过程都是相互联系、相互制约的。一个基因的改变直接影响某一种酶的活性，影响某一代谢反应，也会间接地影响其他的代谢反应。这样就导致一个基因可以控制或影响多个性状的产生。例如苯丙酮尿症，是常染色体隐性遗传病，患者缺乏苯丙氨酸羟化酶，苯丙氨酸不能转变成酪氨酸，只能转变成苯丙酮酸，造成体内苯丙氨酸代谢障碍，引起苯丙酮酸大量聚集在血液和脑脊液中，部分随尿排出，患者的尿中含有大量的苯丙酮酸，表现为苯丙酮尿。除此之外还有其他的症状，由于酪氨酸不足，黑色素合成减少，导致毛发、虹膜、皮肤变浅，有轻微的白化症状；由于苯丙酮酸聚集在脑脊液中，导致脑发育障碍和智力低下等。许多遗传病表现为综合征，就是因为基因具有多效性。

六、限性遗传

限性遗传（sex – limited inheritance）是指一种遗传性状或遗传病的致病基因，受性别限制，只在一种性别得以表现，而在另一性别完全不能表现，这种遗传方式称为限性遗传。例如，阴道积水是由常染色体隐性基因决定的，由于男女两性解剖结构上差异，女性有阴道，而男性没有阴道，只有在女性中表现，而男性无法表现。当女性是隐性纯合子（aa）时表现出相应症状；男性是隐性纯合子（aa）时，虽有这种致病基因却不表现该性状，但可以把致病基因传给后代，并且后代中也只有女性才会发病。限性遗传的性状常常和第二性征或性激素有关。

七、从性遗传

一些常染色体显性遗传病，杂合子（Aa）的表达受性别的影响，在某一性别表达出相应表型，而另一性别不表达相应的表型；或者某一性别的发病率高于另一性别，称为从性遗传（sex – influenced inheritance）。例如遗传性早秃（hereditary alopecia）为常染色体显性遗传病。在人群中男性秃顶明显多于女性，这是由于杂合子（Aa）男性会出现早秃，杂合子（Aa）女性不出现早秃，但杂合子（Aa）女性可以把致病基因传递给后代，并且后代中，儿子可能出现早秃，女儿不会。这种表达上的差异受性别的影响，可能与激素的作用有关。

八、早发现象

一些遗传病（通常为延迟显性遗传病）经过几代连续的遗传后，其发病年龄一代比一代提早，且病情程度加重，这种现象称为早发现象（anticipation）。有早发现象的遗传病有：慢性进行性舞蹈症、脆性 X 染色体综合征、强直性肌营养不良、遗传性小脑性共济失调等。图 6 – 23 是一个遗传性小脑性共济失调的系谱，遗传性小脑性共济失调是常染色体显性遗传病，杂合子患者在 30 岁前一般不发病，35 ~ 40 岁才逐渐发病。临床表现早期为行走困难，站立时摇摆不定，语言不清，晚期下肢瘫痪。系谱中 I₂ 在 40 岁时发病，行走困难。II₃ 在 38 岁时发病，不但行走困难且站立不稳。III₂ 在 35 岁时发病，不但行走困难、站立不稳并且有语言障碍。而 IV₁ 在 24 岁时就已经下肢瘫痪。在这个家系中，发病年龄越来越小，病情越来越重。

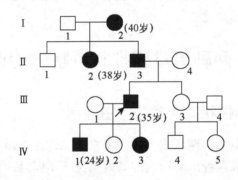

图 6 – 23　一个遗传性小脑共济失调症系谱

九、遗传印迹

同一基因由于来自不同性别的亲本，子女可引起不同的表型效应。像这样由双亲性别决定基因功能上的差异称为遗传印迹（genetic imprinting）。根据孟德尔定律，控制一种性状或疾病的基因不管是来自于父亲还是母亲，表型应该是一样的。但遗传印迹很难用经典的孟德尔定律来解释。遗传印迹是哺乳动物及人类普遍存在的一个遗传现象。例如慢性进行性舞蹈症（图 6 – 24），呈常染色体显性遗传病，发病年龄一般在 25 ~ 45 岁，如果致病基因是母亲传给的，则子女的发病年龄不会提前且症状不加重，仅表现为舞蹈样动作；如果致病基因是父亲传给的，则子女的发病年龄提前，在 20 岁以前就可发病，且病情较重。其他一些遗传疾病也有遗传印迹效应。

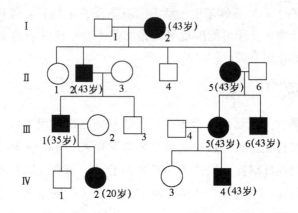

图 6-24　一个慢性进行性舞蹈症系谱

图 6-24 系谱中 I_2 是一位女性患者 43 岁时发病，她的儿子 II_2 和女儿 II_5 也是患者，都在 43 岁时发病，发病年龄没有提前。但男性患者 II_2 的儿子 III_1 在 35 岁时就发病，发病年龄提前了。男性患者 III_1 的女儿 IV_2 在 20 岁时就发病了并且病情较重。女性患者 I_2、II_5、III_5 她们的子女发病年龄都没有提前。在这个家系中男性患者的后代发病年龄越来越小，病情越来越重。

第五节　两种单基因性状或疾病的遗传规律

一、两种单基因性状或疾病的自由组合

如果同时分析两种单基因性状或当一个家系中同时存在两种单基因病时，且控制两种单基因性状的基因或两种单基因病的基因是位于不同对的同源染色体上，其遗传方式符合自由组合定律，可应用自由组合定律去分析。

例如，人类眼皮的形态是遗传的。双眼皮儿是显性性状，受显性基因 A 控制，单眼皮儿是隐性性状，受隐性基因 a 控制；惯用右手是显性性状，受显性基因 B 控制，惯用左手是隐性性状，受隐性基因 b 控制。两对基因分别位于不同对的同源染色体上。一对夫妇都是双眼皮儿惯用右手，生了一个单眼皮惯用左手的孩子，那么，他们再生一个孩子是双眼皮儿惯用左手的可能性有多大？

根据已知条件，父母都是双眼皮儿惯用右手，生了一个单眼皮儿惯用左手的孩子，可知孩子的基因型是 aabb，父母都是双眼皮儿惯用右手，所以都有 A 基因和 B 基因，孩子的基因来源于父母，孩子的两个 a 基因一个来自于父亲，一个来自于母亲，所以父母都有 a 基因，孩子的两个 b 基因一个来自于父亲，一个来自于母亲，所以父母都有 b 基因，所以父母的基因型为 AaBb，根据自由组合定律，可推断后代的情况（图 6-25）。

亲代	双眼皮儿惯用右手	×		双眼皮儿惯用右手
	AaBb			AaBb

♀配子	♂配子			
	AB	Ab	aB	ab
AB	AABB 双.右	AABb 双.右	AaBB 双.右	AaBb 双.右
Ab	AABb 双.右	AAbb 双.左	AaBb 双.右	Aabb 双.左
aB	AaBB 双.右	AaBb 双.右	aaBB 单.右	aaBb 单.右
ab	AaBb 双.右	Aabb 双.左	aaBb 单.右	aabb 单.左

子代：双、右9/16；双、左3/16；单、右3/16；单、左1/16

图6-25 两种单基因性状自由组合的遗传图解

一个家系中，父亲是短指症患者，母亲正常，婚后生了一个白化病的孩子，如果他们生第二胎，孩子的情况如何？

要预测后代的情况，首先要确定父母的基因型。已知短指是常染色体显性遗传病，白化病是常染色体隐性遗传病，这两种单基因病的致病基因是位于不同对的同源染色体上。假设短指是受显性的 A 基因控制，隐性的 a 为正常基因；白化病是受隐性的 b 基因控制，显性的 B 为正常基因。根据已知条件，父亲是短指，有 A 基因，父亲不是白化病，有 B 基因。母亲不短指，没有 A 基因，所以母亲基因型 aa，母亲不是白化病，有 B 基因。孩子是白化病不短指，孩子的基因型是 aabb，孩子的基因来源于父母，孩子的两个 a 基因一个来自于父亲，一个来自于母亲，所以父母都有 a 基因，孩子的两个 b 基因一个来自于父亲，一个来自于母亲，所以父母都有 b 基因。这样可以知道父亲有 a 基因和 b 基因，母亲有 a 基因和 b 基因，所以父亲的基因型是 AaBb，母亲的基因型是 aaBb，可根据自由组合定律分析后代的发病情况（图6-26）。

亲代	父亲短指	×	母亲正常
	AaBb		aaBb

♀配子	♂配子			
	AB	Ab	aB	ab
aB	AaBB 短指	AaBb 短指	aaBB 正常	aaBb 正常
ab	AaBb 短指	Aabb 短指白化	aaBb 正常	aabb 白化病

子代：短指3/8；正常3/8；短指白化1/8；白化病1/8；

图6-26 两种单基因病自由组合的遗传图解

二、两种单基因病的连锁与互换

如果同时分析两种单基因性状或一个家系中同时存在两种单基因病，且控制两种单基因性状的基因或两种单基因病的基因位于一对同源染色体上，其遗传方式受连锁与互换定律制约，子代中重组类型出现的比例由两对基因之间的交换率来决定。

例如红绿色盲和血友病都是 X 连锁隐性遗传病，致病基因都位于 X 染色体上，呈连锁关系，两基因之间交换率为 10%。现有一家庭，父亲是正常，母亲也正常，生了两个儿子，一个红绿色盲，另一个是血友病，如果他们再生孩子发病风险如何？

假设色盲基因为 a，血友病基因为 b。两个儿子，一个红绿色盲，另一个是血友病，说明母亲是血友病基因和色盲基因的携带者且这两个基因不是位于同一条 X 染色体上。因此母亲的基因型是 $X^{Ab}X^{aB}$，父亲正常，父亲的基因型是 $X^{AB}Y$，根据连锁互换规律，推测后代的发病风险（图 6-27）。

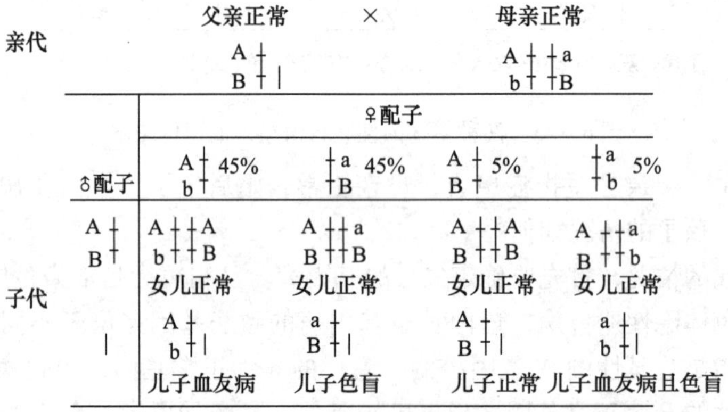

图 6-27　两种单基因病连锁与互换的遗传图解

指甲髌骨综合征是一种常染色体显性遗传病，病简称甲髌综合征。患者有所谓的四联畸形：指甲异常、髌骨缺如或发育不良、肘关节畸形、髂骨畸形。控制这种病的基因位于人类的第 9 号染色体上。控制人类的 ABO 血型的基因也位于第 9 号染色体上。它们是连锁遗传，互换率为 18%。一个 A 型血甲髌综合征的女性患者与一个 O 型血的正常男性婚配，生了一个 A 型血甲髌综合征的患儿和一个 O 型血的正常儿，这对夫妇再生，A 型血的孩子发病风险如何？

甲髌综合征的致病基因 D 与 A 型血的基因 I^A 位于同一条染色体上。他们生了一个 A 型血甲髌综合征的患儿和一个 O 型血的正常儿，O 型血的正常儿的基因型为 ddii，两个 d 一个来自于父亲，一个来自于母亲；两个 i 也是一个来自于父亲，一个来自于母亲；所以母亲的基因型为 DdI^Ai，父亲基因型为 ddii，后代子女的情况如图 6-28。

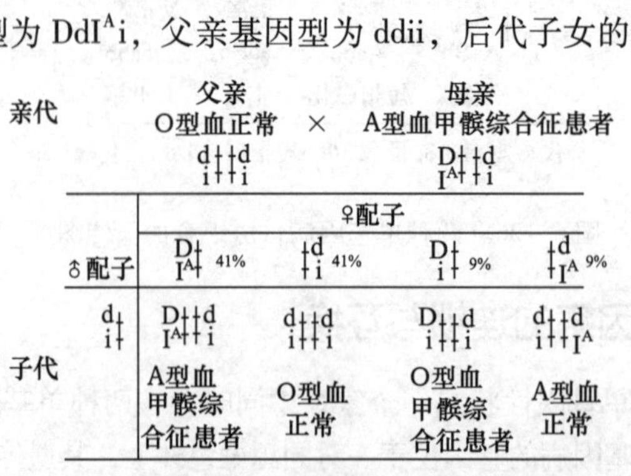

图 6-28　一个 A 型血甲髌综合征的患者与一个 O 型血的正常人婚配图解

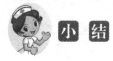

　　单基因遗传是指某种性状受一对等位基因控制。单基因遗传病是指受一对等位基因控制而发生的疾病，简称单基因病。根据基因所在的染色体不同，单基因遗传可分为常染色体遗传和性染色体遗传。根据致病基因所在染色体不同，以及致病基因性质的不同，将人类单基因遗传病分为：常染色体显性遗传病（AD）、常染色体隐性遗传病（AR）、X连锁显性遗传病（XD）、X连锁隐性遗传病（XR）、Y连锁遗传病（YL）等。临床上判断单基因遗传病的遗传方式常用的方法是系谱分析法。

　　根据基因的表达情况的不同，常染色体显性遗传可有不同的遗传方式：完全显性遗传、不完全显性遗传、共显性遗传、不规则显性遗传、延迟显性遗传。

　　单基因遗传病的主要遗传规律是：①常染色体遗传病的发病特点是男女发病率相等，性染色体遗传病的发病特点是男女发病率不相等。②显性遗传病的发病特点是连续遗传，隐性遗传病的发病特点是散发遗传。③X连锁显性遗传病的发病特点是人群中女性患者比男性患者多，X连锁隐性遗传病的发病特点是人群中男性患者比女性患者多。④Y连锁遗传病是父传子，子传孙的全男性遗传。

　　单基因遗传是孟德尔式遗传，影响单基因遗传的因素有：外显率、表现度、表型模拟、遗传异质性、基因多效性、限性遗传、从性遗传、早发现象、遗传印迹。

　　如果同时分析两种单基因性状时或当一个家系中同时存在两种单基因病时，且控制两种单基因性状的基因或两种单基因病的基因是位于不同对的同源染色体上，应用自由组合定律去分析。如果同时分析两种单基因性状时或当一个家系中同时存在两种单基因病时，且控制两种单基因性状的基因或两种单基因病的基因是位于一对同源染色体上，应用连锁与互换定律去分析。

　　本章是全书的重点内容，知识点多，联系实际病例多，将来应用的多。在学习过程中多注意比较各种单基因遗传病系谱特点的区别和共同点，遗传的基本规律和减数分裂是学好这一章的基础，学会应用遗传的基本规律分析系谱，通过分析系谱，判断单基因遗传病的传递方式和后代发病风险的估计。为遗传咨询打下扎实的基础。

目标检测

一、名词解释

单基因病　　　　系谱　　　　常染色体显性遗传病　　　常染色体隐性遗传病

X连锁显性遗传病　　X连锁隐性遗传病　　表现度　　外显率　　从性遗传

限性遗传　　　共显性遗传　　　表现型模拟　　　遗传异质性

二、选择题

1. 下列哪一条不符合常染色体显性遗传病的特征（　　　）

　　A. 男女发病机会均等　　　　　　　　　B. 系谱中呈连续传递

C. 患者都是纯合子（AA）杂合子（Aa）是携带者

D. 患者同胞发病率为 1/2   E. 患者双亲有一个是患者

2. 下列哪种疾病属于延迟显性遗传病（   ）

    A. 白化病   B. 多指症

    C. 慢性进行性舞蹈病   D. 短指症

    E. 软骨发育不全症

3. 杂合子表现型介于显性纯合子和隐性纯合子之间，这种遗传方式称为（   ）

    A. 共显性遗传   B. 不规则显性

    C. 完全显性遗传   D. 不完全显性遗传

    E. 延迟显性遗传

4. 人类 ABO 血型中是共显性遗传的血型（   ）

    A. A 型   B. B 型   C. AB 型

    D. O 型   E. 以上全是

5. 已知双亲血型为 A 型和 B 型，子女中可能出现的血型是（   ）

    A. A 型   B. B 型   C. AB 型

    D. O 型   E. 以上均有可能

6. 下列哪种疾病属于不完全显性的遗传病（   ）

    A. 软骨发育不全症   B. 多指症

    C. 慢性进行性舞蹈病   D. 短指症

    E. 白化病

7. 在常染色体隐性遗传病中，表型正常，但带有致病基因的个体称为（   ）

    A. 携带者   B. 先证者   C. 表型模拟

    D. 纯合子   E. 连锁

8. 一对表型正常的夫妇生了一个白化病（常染色体隐性遗传病）的患儿，问再生第二胎是白化病的可能性是（   ）

    A. 0   B. 1/2   C. 1/4

    D. 2/3   E. 3/4

9. 对于单基因遗传病，男女发病机会均等，这个致病基因位于（   ）

    A. 在常染色体上   B. 在 X 染色体上

    C. 在 Y 染色体上   D. 不在染色体上

    E. 无法确定

10. 外耳道多毛症属于（   ）

    A. 常染色体显性遗传病   B. 常染色体隐性遗传病

    C. X 连锁显性遗传病   D. X 连锁隐性遗传病

    E. Y 连锁遗传病

11. 红绿色盲是哪一种遗传病（   ）

    A. 常染色体显性遗传病   B. 常染色体隐性遗传病

    C. X 连锁显性遗传病   D. X 连锁隐性遗传病

    E. Y 连锁遗传病

12．一个基因可以影响或决定多个性状，导致一种遗传病可以有复杂的临床表现是（　　）

    A．外显率　　　　　B．表现度　　　　　C．表型模拟

    D．遗传异质性　　　E．基因多效性

13．一对夫妇表型正常，婚后生了一个白化病的孩子，这对夫妇的基因型是（　　）

    A．aa 和 Aa　　　　B．Aa 和 Aa　　　　C．aa 和 aa

    D．AA 和 Aa　　　　E．aa 和 AA

14．在单基因遗传病系谱中出现了连续传递的现象，说明致病基因是（　　）

    A．显性基因　　　　　　　　　B．隐性基因

    C．位于常染色体上　　　　　　D．位于 X 染色体上

    E．不在染色体上

15．双亲之一是 AB 型，孩子一定不是（　　）

    A．A 型　　　　　　B．B 型　　　　　　C．AB 型

    D．O 型　　　　　　E．以上均有可能

16．具有相同基因型的个体，由于遗传背景和环境因素的不同，性状的表现程度或所患遗传病的轻重程度存在差异。这种现象称为（　　）

    A．遗传异质性　　　B．基因多效性　　　C．表型模拟

    D．外显率　　　　　E．表现度

17．在个体发育过程中，由于环境因素的作用使个体产生的症状与某一致病基因所产生的表型相同或相似，这种现象称为（　　）

    A．基因多效性　　　B．遗传异质性　　　C．外显率

    D．表型模拟　　　　E．表现度

18．表现型相同或相似而基因型不同的遗传现象称为（　　）

    A．外显率　　　　　B．表现度　　　　　C．表型模拟

    D．遗传异质性　　　E．基因多效性

19．一些遗传病经过几代连续的遗传后，其发病年龄一代比一代提早，且病情程度加重，这种现象称为（　　）

    A．外显率　　　　　B．表现度　　　　　C．表型模拟

    D．遗传异质性　　　E．早发现象

20．一种遗传性状或遗传病的致病基因，受性别限制，只在一种性别得以表现，而在另一性别完全不能表现，这种遗传方式称为（　　）

    A．外显率　　　　　B．限性遗传　　　　C．表型模拟

    D．遗传异质性　　　E．早发现象

三、案例分析题（画遗传图解分析）

1．丈夫是 B 型血（他的母亲是 O 型血），妻子是 AB 型血，后代可能的血型是什么？不可能的血型是什么？

2. 一个色觉正常的女性，她的母亲色觉正常，父亲是红绿色盲患者。这位女性与一位正常男性结婚，试问：
   (1) 这位女性及其父母的基因型是什么？
   (2) 他们婚后所生男孩患红绿色盲的可能性是多少？
   (3) 他们婚后所生女孩患红绿色盲的可能性是多少？

3. 根据系谱（图6-29）特点回答下列问题。
   (1) 此病属于何种遗传病？
   (2) 用 A 表示显型基因，a 表示隐性基因，写出下列成员的基因型： I_1、I_2；II_2、II_3、II_5；III_1、III_2、VI_1、VI_2。

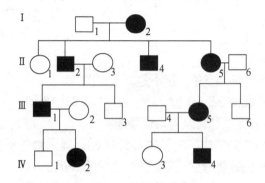

图6-29 案例分析3

4. 白化病是常染色体隐性遗传病，一对夫妇肤色正常，生了一个白化病女孩，这对夫妇的基因型是什么？这对夫妇如果再次生育，生出白化病患儿的风险如何？

5. 一对表型正常的夫妇，婚后生了一个血友病（X连锁隐性遗传病）的儿子，请分析原因。如果这对夫妇再生育儿子和女儿的发病率各是多少？

(郭建荣)

实验六　系谱分析与遗传咨询

【目的要求】
(1) 掌握单基因遗传病各种遗传方式的系谱特点。
(2) 熟悉常见遗传病的主要临床特征，为遗传病咨询奠定基础。
(3) 能绘制和分析单基因遗传病的系谱。
(4) 学会如何估计遗传病的再发风险。

【实验用品】
遗传病的系谱图。

【内容与方法】

(一) 系谱分析
认真观察分析下列系谱，回答以下问题。

（1）通过系谱分析说出下列系谱属于哪种遗传方式，判断的依据是什么。

（2）分别说出每个系谱的先证者是谁？基因型是什么？先证者的父母的基因型分别是什么？

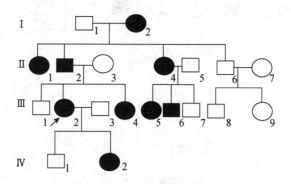

实验图 6-1 系谱 1

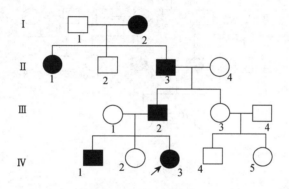

实验图 6-2 系谱 2

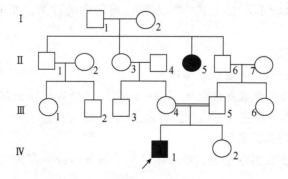

实验图 6-3 系谱 3

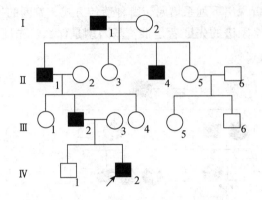

实验图 6-4　系谱 4

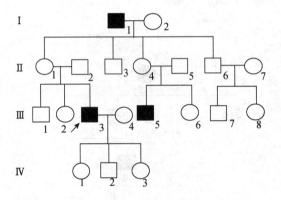

实验图 6-5　系谱 5

（二）遗传咨询

（1）根据症状体征等手段确定是否是遗传病。

（2）根据遗传病不同遗传方式的特点确定遗传病的种类，如果是单基因遗传病，确定其遗传方式。

（3）预测再发风险。

（4）向患者或家属提出建议和指导。

案例一： 一位表型正常女性前来咨询：她有两个哥哥表型正常，但她的两个舅舅患有假肥大型肌营养不良症（X 连锁隐性遗传病）。试分析：

（1）她有可能是携带者吗？

（2）如果她与正常男性结婚，婚后生男孩的复发风险有多大？生女孩的复发风险有多大？

（3）如果她婚后生了一个患者，如再生育，生一个正常孩子的可能性有多大？

案例二： 一白化病女患者，调查证实：她的大哥也是本病患者；她的二姐、四弟及父母正常；她的姑妈、姑父和他们的二子一女都正常；她的叔叔、婶婶及其一子一女都正常。

（1）绘出该家系的系谱图。

（2）判断该病的遗传方式，为什么？

（3）写出各成员可能出现的基因型。

案例三：有一对正常的夫妇前来咨询：他们生育 3 个孩子，老大是色盲儿子，老二是正常的女儿，最小的也是正常的女儿。3 个孩子都与正常的人结了婚，老大生一色盲的女儿，老二生一色盲儿子和一个正常的女儿，老三生两个正常的儿子和一个正常的女儿。

（1）绘出他们家三代的系谱图。

（2）判断该病的遗传方式，为什么？

（3）写出各成员可能出现的基因型。

案例四：一对正常夫妇生了一个先天性聋哑的儿子，他们的家庭成员全无此病患者，他们想生第二胎，前来进行遗传咨询。

（1）先天性聋哑是遗传病吗？

（2）他们生第二胎，还会是此病患儿吗？

（3）他们的先天性聋哑儿子今后结婚所生育的子女会聋哑吗？

【实验报告】

（1）写出遗传病的概念和分类。

（2）写出单基因遗传病的概念和分类。

（3）根据题意，写出系谱分析题的答案。

（4）结合实际病例，谈谈你对遗传病的认识。

（郭建荣）

第七章

分子病和先天性代谢缺陷

学习目标

掌握分子病和先天性代谢缺陷的概念。

熟悉常见的分子病和常见的先天性代谢缺陷的发病机制。

了解常见分子病和先天性代谢缺陷的临床表现。

《中国优生与遗传杂志》1997年第02期陈扶持、蔡达煌报道了一个病例。一名汉族6岁男孩第3胎足月顺产，出生后即发现尿布黑染，年长后发现尿呈酱油色，放置时间较长渐变黄褐色，最后变黑色，新鲜尿液色泽正常，吃肉类、蛋类食物变黑较快，吃清淡食物则尿色浅，感冒时尿色加深。伴身体矮小，智能发育正常。你想知道男孩得的是什么"怪病"吗？这个男孩长大后还会有哪些变化？通过本章的学习，你将找到答案。

基因突变引起基因所编码的多肽链发生相应的改变，从而引起蛋白质在质和量上发生改变。如果蛋白质的改变是无害的，这种改变只会形成人体遗传的差异性；如果蛋白质的改变是异常的，就会引起各种疾病。根据缺陷蛋白对机体所产生的影响不同，通常把这类疾病分为分子病（molecular disease）和先天性代谢缺陷（inborn error of metabolism）两大类。

分子病是由于基因突变，使蛋白质的分子结构或合成的量异常，直接引起机体功能障碍的一类疾病。它包括血红蛋白病、血浆蛋白病、受体病、膜转运蛋白病、结构蛋白缺陷病、免疫球蛋白缺陷病等。

先天性代谢缺陷也称遗传性酶病（hereditary enzymopathy），是由于基因突变而造成的酶蛋白质分子结构或数量的异常，使机体某些代谢反应受阻而间接引起的疾病。如苯丙酮尿症、白化病等。

第一节　分子病

分子病的概念最早由 Pauling 于1949年提出，镰状细胞贫血病是人们研究的第一种分子病，1956年 Ingram 用实验方法证实镰状细胞贫血患者体内血红蛋白的氨基酸组成发生了改变，Ingram 的实验使 Pauling 有关分子病的概念从推测走向科学。

一、血红蛋白病

血红蛋白病是一种最常见的人类遗传病，WHO 估计人群中大约有 5% 的人带有能引起明显临床表现的珠蛋白缺陷基因。人类血红蛋白病在医学遗传学领域占有独特地位，血红蛋白病（镰状细胞贫血）产前诊断的实施，开创了人类遗传病基因诊断及基因治疗研究的先河。

（一）血红蛋白的结构和珠蛋白基因

血红蛋白（hemoglobin，Hb）是一种存在于红细胞中的复合蛋白，相对分子质量 64 000，蛋白质部分称为珠蛋白，辅基为血红素，能结合并释放 O_2，因而 Hb 是红细胞结合并运送 O_2 的运载体。成年型 Hb 称为 HbA，其珠蛋白是由两对亚基组成的球形四聚体（$\alpha_2\beta_2$），其中一对亚基由两条 α 链各结合一个血红素组成；另一对亚基由两条 β 链各结合一个血红素组成。α 链由 141 个氨基酸组成，β 链由 146 个氨基酸组成。

人类珠蛋白的基因可分为 α 珠蛋白基因簇和 β 珠蛋白基因簇两大类，α 珠蛋白基因簇定位于 16 号染色体上，16 号染色体共含有 4 个 α 基因；β 珠蛋白基因簇定位于 11 号染色体上，11 号染色体共有 2 个 β 基因。

（二）血红蛋白病分类

血红蛋白病根据发病机制的不同可分为两大类，一类是异常血红蛋白病，一类是地中海贫血。

1. 异常血红蛋白病

异常血红蛋白病又称异常血红蛋白综合征，是指由于珠蛋白基因突变导致珠蛋白肽链结构异常而引起的疾病。异常血红蛋白病常见的有镰状细胞贫血、血红蛋白 M 病、不稳定血红蛋白病、氧亲和力改变的血红蛋白病等。下面主要介绍镰状细胞贫血症。

镰状细胞贫血症（sickle cell disease），已成为世界范围内最严重的血红蛋白病，非洲发病率最高，非洲每年出生 25 万该病患儿。该病是因 β 基因缺陷所引起的一种疾病，患者 β 基因的第 6 位密码子由正常的 GAG 突变为 GTG（A→T），使其编码的 β 珠蛋白 N 端第 6 位氨基酸由正常的谷氨酸变成了缬氨酸，形成 HbS。

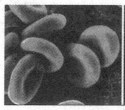 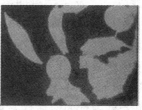

a. 正常红细胞　　　　b. 镰形红细胞

图 7-1　正常红细胞与镰形红细胞的比较

HbS 分子表面电荷改变，出现一个疏水区域，导致溶解度下降。在氧分压低的毛细血管中，溶解度低的 HbS 聚合形成凝胶样棒状结构，使红细胞发生镰变（图 7-1）。镰变细胞引起血黏性增加，微细血管栓塞，散发性的组织局部缺氧，甚至坏死，产生肌肉骨骼痛、腹痛等症状。又因为镰状细胞的变形能力降低，通过狭窄的毛细血管时，不易变形通过，挤压时易破裂，导致溶血性贫血。杂合子（HbA/HbS）不表现临床症状，但在氧分压低时可引起部分细胞镰变。

镰状细胞贫血目前没有有效的治疗方法，可进行输血、抗感染、供氧、止痛的对症治疗，但预后极差，患者多在成年前死亡。通过产前诊断，杜绝患儿出生是预防该病的关键。

2. 地中海贫血

地中海贫血是由于珠蛋白基因缺失或突变导致相应珠蛋白链合成速率降低，一些肽链缺乏，而另一些肽链相对过多，出现肽链数量的不平衡，引起溶血性贫血，也称为珠蛋白生成障碍性贫血。地中海贫血根据受影响的肽链不同可分为 α - 地中海贫血和 β - 地中海贫血两大类。

（1）α - 地中海贫血　是由于 α 珠蛋白基因的缺失或缺陷使 α 珠蛋白链（简称 α 链）的合成受到抑制而引起的溶血性贫血。临床上根据 α 基因缺失的数目不同将 α 地中海贫血分成 4 种类型。①Hb Bart's 胎儿水肿综合征。Hb Bart's 胎儿水肿综合征患者发病于胎儿期，这种胎儿全身水肿，肝脾肿大，四肢短小，腹部因有腹水而隆起，故名 Hb Bart's 胎儿水肿综合征。多于妊娠 30 ~ 40 周时死亡或早产后半小时内死亡。②HbH 病。患者由于 4 个 α 珠蛋白基因中有 3 个缺失或缺陷引起。HbH 病患儿在出生时只有轻度贫血，1 周岁左右出现黄疸、肝脾肿大，呈中度贫血。③标准型 α - 地中海贫血。本型缺失 2 个 α 基因。由于能合成相当量的 α 珠蛋白链，所以仅表现出轻度溶血性贫血或无症状。④静止型 α - 地中海贫血。本型只有一个基因缺失或突变，故临床上无症状，通过血红蛋白电泳可以检出。

（2）β - 地中海贫血　是由于 11 号染色体上 β 珠蛋白基因的缺失或缺陷使血红蛋白 β 链的合成受到抑制而引起的溶血性贫血。临床上根据患者溶血性贫血的严重程度，将 β - 地中海贫血分为重型、中间型、轻型和遗传性胎儿血红蛋白持续增多症 4 种类型。①重型 β - 地中海贫血。患者不能合成 β 链，或合成量很少，造成 α 链过剩沉降在红细胞膜上，引起膜的性能改变，发生严重的溶血反应。这种病的患儿出生后几个月便可出现溶血反应。由于组织缺氧，促进红细胞生成素分泌，刺激骨髓增生，骨质受损变得疏松，呈鼻塌眼肿、上颌前突、头大额隆等特殊的"地中海贫血面容"（图 7 - 2）。②中间型 β - 地中海贫血。患者呈中度的溶血性贫血，症状介于重型和轻型之间，故称为中间型。③轻型 β - 地

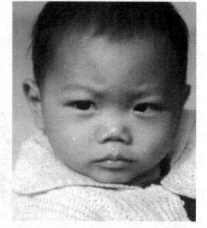

图 7 - 2　重型 β - 地中海贫血患儿

中海贫血。轻型 β - 地中海贫血患者无任何临床症状，需通过实验室检查才能确诊。④遗传性胎儿血红蛋白持续增多症。患者由于 β 基因簇中某些 DNA 片段缺失或点突变，使成人红细胞内的胎儿血红蛋白含量持续增多并保持在高水平，故称为胎儿血红蛋白持续增多症，无明显的临床症状。

二、血友病

血友病是较常见的血浆蛋白病,它是一组遗传性凝血功能障碍引发的出血性疾病,主要分为甲、乙、丙三型。其中以甲型最为常见。

(一)甲型血友病

甲型血友病又名抗血友病球蛋白缺乏症、第Ⅷ因子缺乏症或血友病 A。凝血因子Ⅷ是一个复合分子,由 3 种成分构成,抗血友病球蛋白(AHG)、Ⅷ因子相关抗原(ⅧAgn)、促血小板黏附血管因子(ⅧVWF)。甲型血友病患者是因为抗血友病球蛋白(AHG)遗传性缺失所致。甲型血友病呈现 X 连锁隐性遗传。AHG 基因定位于 Xq28。AHG 基因的突变种类多,可能是缺失、插入、核苷酸取代或移码突变。近来发现约40% 甲型血友病的患者是由于 AHG 基因第 22 内含子的发生了倒位。

甲型血友病患者有出血倾向,多发生于轻微创伤之后,表现为缓慢持续渗血,大出血罕见,出血部位广泛,可累积皮肤、黏膜、肌肉或器官等;常反复发生,可形成血肿;关节因为多次出血变形;如果颅内出血可导致死亡。

(二)乙型血友病

乙型血友病又名血友病 B、血浆凝血活酶成分(PTC)缺乏症或第Ⅸ因子缺乏症,由于凝血因子Ⅸ的缺乏或其凝血功能降低而导致凝血障碍。临床表现与甲型血友病基本相同。乙型血友病也是 X 连锁隐性遗传。人类的第Ⅸ因子基因定位于 Xq27.1 – q27.2。

知识链接

著名的"皇家病"是乙型血友病

1840 年 2 月,维多利亚女王与她的表哥(舅舅的儿子)阿尔伯特结婚,他们一共生下了 4 个男孩和 5 个女孩。4 个男孩中有 3 个都患有一种稍有碰撞就出血不止的疾病,即血友病。3 位王子都是 2 岁左右发病,当时的医学界对此毫无办法,王子们一个个都早天。5 位公主却都美丽健康,不少国家的王子都前来求婚。当她们嫁到了西班牙、俄国和欧洲的其他王室后,她们所生下的小王子也都患上了血友病,因为这种血友病是 X 染色体隐性遗传病,公主们都是致病基因的携带者。这件事把欧洲许多王室搅得惶恐不安,因此把血友病也称为"皇室病"。为了弄清该疾病的确切性质,近年来研究人员从最近发现的俄国 Romanov 家族的遗骸中提取了已经降解的 DNA 样本,其中包括维多利亚的患有血友病的曾孙 Alexei 王储的 DNA 样本。这些历史久远的 DNA 披露出维多利亚女王家的血友病是因为编码凝血因子Ⅸ的 X 染色体上的基因发生了突变,与乙型血友病(也称为 B 型血友病)的情况相符。

(三)丙型血友病

丙型血友病又名血友病 C、第Ⅺ因子缺乏症或血浆凝血活酶前质(PTA)缺乏症。血浆第Ⅺ凝血因子缺乏而引起凝血障碍。丙型血友病患者临床症状较甲型血友病和乙型血友病轻。丙型血友病的遗传方式为常染色体隐性遗传。基因定位于 15q11。

三、肌营养不良症

肌营养不良症是一种常见的结构蛋白缺陷病。Duchenne 型肌营养不良症（Duchenne muscular dystrophy，DMD）是最常见的 X 连锁隐性致死性遗传病之一，群体发病率在男性活婴中发病率高达 1/3500。

典型的临床表现特征是进行性肌萎缩和肌无力伴小腿腓肠肌假性肥大。本病起病年龄为 3～5 岁，初始症状表现为爬楼梯困难，特殊的爬起站立姿势，一般 12 岁以前丧失站立和行走的能力，患者 20 岁前因心肌和呼吸肌无力而死于心力衰竭或呼吸衰竭。

DMD 是抗肌萎缩蛋白遗传缺陷所致。呈现 X 连锁隐性遗传，基因定位在 Xp21。抗肌萎缩蛋白主要分布于骨骼肌和心肌细胞中，对维持肌细胞膜结构的完整性起着非常重要的作用。

四、家族性高胆固醇血症

家族性高胆固醇血症是研究比较清楚的受体蛋白病。

本病是由于细胞膜上的低密度脂蛋白（low density lipoprotein，LDL）受体缺陷而致病。正常情况下，LDL 与细胞膜上的 LDL 受体结合，通过入胞作用进入细胞，溶酶体酸性水解酶水解后释放出游离胆固醇，游离胆固醇在细胞内可激活脂酰辅酶 A，将游离胆固醇脂化，游离胆固醇同时可抑制细胞内的 β－羟基－β－甲基戊二酰辅酶 A 还原酶，从而减少细胞内胆固醇的合成。家族性高胆固醇血症患者由于 LDL 受体缺陷，血浆中的 LDL 不能进入细胞，并使细胞内胆固醇的反馈抑制解除使细胞内胆固醇合成增加并进入血浆，加重血浆胆固醇的堆积。

家族性高胆固醇血症患者出生时即存在高胆固醇血症，增高的胆固醇主要为低密度脂蛋白胆固醇和 β 极低密度脂蛋白，有特征性黄色瘤，早年易发生冠状动脉粥样硬化性心脏病。

本病为常染色体显性遗传病。纯合子在 5～30 岁即出现心绞痛和心肌梗死症状，可猝死。杂合子发生冠心病稍迟且发生率较低。在人群中，纯合子发生率为 1/100 万，杂合子发生率为 1/500，杂合子临床表现较轻，故属不完全显性遗传，外显率高达 90% ～100%。

第二节 先天性代谢缺陷

先天性代谢缺陷的概念是英国医学家 Archibld Garrod 在 1902～1908 年通过对尿黑酸尿症、胱氨酸尿症、白化病和戊糖尿症的患者进行详细研究后提出来的。

一、先天性代谢缺陷的发病机制

当控制酶合成的结构基因发生突变，或者控制结构基因的调控基因发生突变，就会引起酶在质或量上发生改变,从而引起机体代谢障碍。基因突变导致酶的遗传变异可表现为酶活性降低、缺失、酶活性正常(同义突变或突变部位不影响酶活性中心)及酶活性增高。绝大多数先天性代谢缺陷是由于酶活性降低或缺失引起的,仅少数表现为酶活性增高。酶活性异常可通过不同环节引起疾病。

假设 A 物质在人体内的正常代谢途径是经过 B、C 两个中间代谢步骤,可形成产物 D 和 E。

A 酶催化从 A 物质到 B 物质的反应,B 酶催化从 B 物质到 C 物质的反应,C 酶催化从 C 物质到 D 物质的反应。3 种基因 A、B 和 C 通过转录形成相应的 mRNA,再通过翻译合成相应的酶(图 7 - 3)。如果基因 C 突变为基因 C′,则突变 C′基因转录的 C′ mRNA 便失去了原有 C 基因的功能,不能指导正常 C 酶的合成。这时 A→B 及 B→C 两个步骤可以正常进行,而 C→D 这步反应则因 C 酶的缺陷不能顺利进行或完全停止。结果中间代谢产物 C 在体内堆积,A 物质、B 物质也出现堆积,由于 C 物质增多,旁路代谢途径加强,E 物质的量也会增加。无论是代谢物增加、减少,还是缺乏都会对机体产生损害作用,引起相应的临床症状。

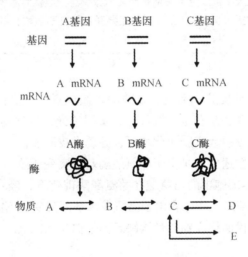

图7 - 3　先天性代谢缺陷的发病机制示意图

二、常见的先天性代谢缺陷病

根据酶缺陷对机体代谢的影响不同,可将先天性代谢缺陷分为糖代谢缺陷、氨基酸代谢缺陷、脂类代谢缺陷、核酸代谢缺陷、内分泌代谢缺陷、溶酶体沉积病、药物代谢缺陷和维生素代谢缺陷等。苯丙酮尿症、尿黑酸尿症、白化病是常见的氨基酸代谢缺陷病,半乳糖血症 I 型是一种常见的糖代谢缺陷病。

1. 苯丙酮尿症

苯丙酮尿症(phenylketonuria,PKU)首次发现于 1934 年,因患者尿中排泄大量的苯丙酮酸而得名。临床上表现为精神发育迟缓,智力发育障碍,皮肤、毛发和虹膜色素减退,头发呈赤褐色,癫痫,湿疹,特殊的鼠样臭味尿。

苯丙酮尿症是一种严重的常染色体隐性遗传病，致病基因定位于 12q24.1。典型的 PKU 患者肝脏内苯丙氨酸羟化酶（PAH）缺乏，苯丙氨酸不能转变为酪氨酸，而是转变为苯丙酮酸和苯乳酸并在体内累积，并导致血液和尿液中苯丙氨酸及其衍生物排出增多，引起相应症状（图 7 - 4）。

知识链接

苯丙酮尿症的饮食疗法

目前因为缺乏苯丙氨酸羟化酶这种药物，在治疗苯丙氨酸羟化酶异常导致的苯丙酮尿症时，一般都是通过饮食疗法。建议苯丙酮尿症患者采用低苯丙氨酸饮食，使体内苯丙氨酸浓度控制在合适的水平，可以尽量多吃新鲜蔬菜、水果，以低苯丙氨酸的薯类、山药等为主食，含有优质蛋白的食物尽量不吃，另外，国内现有各种低苯丙氨酸专供食品也可以选用。在饮食治疗过程中，要密切观察患儿的生长发育、营养状况及血中苯丙氨酸水平，防止副作用的产生。饮食治疗的时间越早预后越好，治疗越晚，对脑的损伤越明显。因为人的大脑发育在出生后头 1 年是最重要。如果治疗及时，90% 患儿智力可达到正常。随着年龄的增大，苯丙氨酸用于蛋白质合成的量将逐渐减少，饮食中的苯丙氨酸的量应随年龄增长而逐渐减少。一般认为患者需要终生食用低苯丙氨酸食品。在限制苯丙氨酸摄入饮食治疗的同时，还要联合补充酪氨酸，可以使毛发色素脱失恢复正常。

2. 白化病

典型白化病患者全身皮肤、毛发、眼睛缺乏黑色素，全身白化，终身不变。患者眼睛视网膜无色素，虹膜和瞳孔呈现淡红色，羞明怕光，眼球震颤，常伴有视力异常。患者对阳光敏感，暴晒可引起皮肤角化增厚，并诱发皮肤癌。

本病呈常染色体隐性遗传。是由于酪氨酸酶基因突变所致，该基因定位于 11q14 - q21。正常情况下，人体细胞中的酪氨酸在酪氨酸酶催化下，经一系列反应，最终生成黑色素（图 7 - 4）。典型白化病患者由于酪氨酸酶基因突变，不能有效地催化酪氨酸转变为黑色素，最终导致代谢终产物黑色素缺乏而呈白化状态。

3. 尿黑酸尿症

尿黑酸尿症（alkaptonuria）是患者的尿中含有尿黑酸，曝光后可转变为黑色的物质，这种病症在婴儿期就可表现出来，但患儿并无其他不舒适症状，到成年时由于尿黑酸大量沉积于结缔组织引起褐黄病，皮肤、面颊、耳郭、巩膜等处可见弥漫性色素沉着。本病如果累及关节，则进展为关节炎，严重者并发心脏病。

尿黑酸尿症是常染色体隐性遗传病，基因定位于 3q21 ~ q23。患者是由于缺少尿黑酸氧化酶引起。正常人体内尿黑酸可以在尿黑酸氧化酶的作用下，分解成乙酰乙酸和延胡索酸（图 7 - 4）。患者体内缺乏尿黑酸氧化酶，不能分解尿黑酸，尿黑酸在体内堆积，引起相应症状。

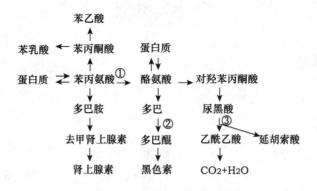

图 7－4 苯丙氨酸和酪氨酸代谢图
①苯丙氨酸羟化酶；②酪氨酸酶；③尿黑酸氧化酶

4. 半乳糖血症 I 型

半乳糖血症可分为 3 型。半乳糖血症 I 型为经典半乳糖血症，属于常染色体隐性遗传，致病基因定位于 9p13。

乳类所含乳糖经消化道乳糖酶分解形成葡萄糖和半乳糖，半乳糖先后经半乳糖激酶和半乳糖－1－磷酸尿苷酰转移酶（GPUT）催化，生成 1－磷酸半乳糖和 1－磷酸葡萄糖，再进一步代谢供组织利用。半乳糖血症 I 型患者是由于 GPUT 基因缺陷使该酶缺乏，导致半乳糖和 1－磷酸半乳糖在血中累积，部分随尿排出。1－磷酸半乳糖在脑组织、肝、肾累积可引起智力障碍、肝肾功能损害，甚至肝硬化，患者还会出现蛋白尿和氨基酸尿。半乳糖在醛糖还原酶作用下还可以生成半乳糖醇，可使晶状体渗透压改变，水分进入晶状体，影响晶状体代谢使病人出现白内障。血中半乳糖升高会抑制糖原分解成葡萄糖，出现低血糖。

 小 结

分子病是由基因突变或获得性基因突变使蛋白质的分子结构或合成的量异常直接引起机体功能障碍的一类疾病。本章内容包括：血红蛋白分子的结构和珠蛋白基因，血红蛋白病的类型，常见的血红蛋白病的临床表现和遗传机制；血友病、Duchenne 型肌营养不良症、家族性高胆固醇血症的临床表现和遗传机制。

先天性代谢缺陷也称遗传性酶病，指由于遗传上的原因（通常是基因突变）而造成的酶蛋白质分子结构或数量的异常所引起的疾病。本章内容包括：先天性代谢缺陷的发病机制，常见的先天性代谢缺陷病苯丙酮尿症、白化病、尿黑酸尿症和半乳糖血症 I 型的临床表现和遗传机制。

本章血红蛋白病内容较多，知识结构复杂，较难理解，在学习过程中要细细体会。先天性代谢缺陷的发病机制较重要，掌握后有利于理解各种常见的先天性代谢缺陷病的发病原理。由于病的种类多而复杂，建议多看一些辅助教材和相关网络资源，扩大知识面。

目标检测

一、名词解释

分子病　　先天性代谢缺陷

二、选择题

1. α 珠蛋白基因簇位于_____号染色体上（　　）

    A.1　　　　　　　　B.11　　　　　　　　C.6　　　　　　　　D.16　　　　E.2

2. β 珠蛋白基因簇位于_____号染色体上（　　）

    A.1　　　　　　　　B.11　　　　　　　　C.6　　　　　　　　D.16　　　　E.21

3. 家族性高胆固醇血症是属于（　　）

    A. 血红蛋白病　　　B. 血浆蛋白病　　　C. 受体病　　　D. 膜转运蛋白病

    E. 免疫球蛋白缺陷病

4. 镰状细胞贫血是属于（　　）

    A. 血红蛋白病　　　B. 血浆蛋白病　　　C. 受体病　　　D. 膜转运蛋白病

    E. 结构蛋白缺陷病

5. 属于凝血障碍的分子病为（　　）

    A. 镰状细胞贫血　　　　　　B. 半乳糖血症　　　C. 甲型血友病

    D. 家族性高胆固醇血症　　　E. 地中海贫血

6. 典型白化病发病机制是缺乏（　　）

    A. 苯丙氨酸羟化酶　　　　　B. 酪氨酸酶　　　C. 溶酶体酶

    D. 黑尿酸氧化酶　　　　　　E. 过氧化氢酶

7. 甲型血友病缺乏的凝血因子是（　　）

    A.Ⅷ　　　　　　　B.Ⅸ　　　　　　　C.Ⅹ　　　　　　　D.Ⅺ　　　　E.Ⅶ

8. 乙型血友病遗传方式一般是（　　）

    A.AD　　　　　　　B.AR　　　　　　　C.XD　　　　　　　D.XR　　　　E.Y

9. 黑尿酸尿症患者缺乏（　　）

    A. 苯丙氨酸羟化酶　　　　　B. 酪氨酸酶　　　C. 溶酶体酶

    D. 尿黑酸氧化酶　　　　　　E. 半乳糖激酶

10. 家族性高胆固醇血症属于（　　）

    A.AD　　　　　　　B.AR　　　　　　　C.XD　　　　　　　D.XR　　　　E.Y

三、问答题

1. 血红蛋白病可分哪些类？

2. 简述镰状细胞贫血的发病机制？

3. 为何苯丙酮尿症患者会出现白化症状？

4. 家族性高胆固醇血症的发生机制是什么？

（王敏杰）

第八章

多基因遗传与多基因遗传病

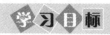

掌握数量性状与质量性状的概念，多基因遗传及多基因遗传病的特点。
熟悉多基因假说的主要观点。
了解多基因遗传病发病风险的估计以及常见多基因遗传病。

前面讲述的单基因遗传的性状主要受一对基因控制，而本章要讲述的多基因遗传的性状是受多对基因控制的，每个基因对性状的作用是微小的，称为微效基因（minor gene），除此之外，多基因遗传性状的表现还受到环境的明显影响。我们一般就把这种受微效基因控制的性状的遗传方式称为多基因遗传（polygenic inheritance），多基因遗传所控制的疾病称为多基因遗传病（polygenic disease）。哪些性状属于多基因遗传控制的性状呢？这些性状的遗传又有什么特点呢？多基因遗传病能不能治疗呢？学了本章之后就能弄清这些问题了。

第一节　多基因遗传

一、质量性状和数量性状

单基因遗传的性状，其相对性状的差异明显，呈现出质的不同，如豌豆子叶颜色（黄与绿）、豌豆形状（圆与皱）、白化病（有与无）等，即性状的变异在一个群体中的分布是不连续的，变异个体被明显地划分为2~3个亚群，无中间过渡类型，这样的性状称为质量性状（图8-1A、B）。质量性状的遗传基础是受一对等位基因控制的，因此质量性状又称为单基因遗传性状。

多基因遗传的性状，其不同变异个体间的差异只是量的区别，而无质的不同。如人的肤色、身高、体重、智力等，即性状的多种表现类型在群体中的分布呈现连续性，表现出只有一个峰值、正态分布的现象，这样的性状称为数量性状（图8-1C）。数量性状是多基因与环境因素相互作用的结果。

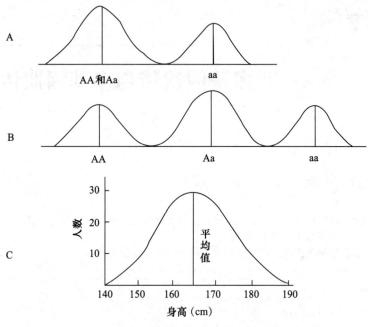

图 8 - 1　质量性状与数量性状的变异

A、B. 质量性状；C. 数量性状

现代人种的划分

　　第一个用科学方法对现代人类进行分类，是被誉为"西方人类学鼻祖"、"人类之父"的德国格丁根大学教授布鲁门马赫。1775 年他根据肤色、发型、身高等体质特征，把现代人类划分为五大人种：①高加索人种，又称白种人，其肤色白色；②蒙古人种，又称黄种人，其肤色黄色；③非洲人种，又称黑种人，其肤色黑色；④美洲人种，又称红种人，其肤色红色；⑤马来人种，又称棕种人，其肤色棕色或巧克力色。

　　对现代人种的分类问题，科学界至今尚未达成一致的共识。不过随着现代科技的发展，人们在布氏分类的基础上引入了指纹、血型等指标，把人种的划分与现代科学结合起来，逐步形成了目前公认的人种划分标准。

智力与智商

　　智力是指人类学习和适应环境的能力，包括观察能力、记忆能力、想象能力、思维能力等。智力的高低以智商 IQ 来表示，IQ（智商）＝MA（智龄）/CA（实龄）×100，其中，智龄指人的心理年龄，实龄指人的生理年龄。

　　IQ≥140 表示智力处于非常优秀水平；

　　IQ120～139 表示智力处于优秀水平；

　　IQ110～119 表示智力处于中上水平；

　　IQ90～109 表示智力处于正常水平；

　　IQ80～89 表示智力处于中下水平；

　　IQ70～79 表示智力处于临界状态水平；

　　IQ≤69 表示智力缺陷。

二、多基因假说

1909 年瑞典遗传学家 Nilsson-Ehle，在研究白色和暗红色小麦的杂交实验时，发现多基因遗传的现象，据此提出多基因假说。其要点是：①数量性状的遗传物质是两对或两对以上的等位基因控制；②等位基因彼此之间没有显隐性之分，为共显性；③每对等位基因又称微效基因，因其对表型的作用是微小的，但多对微效基因的作用可累加，产生明显的表型效应，称累加效应；④每对基因的传递遵循遗传的基本定律；⑤数量性状除受多基因的遗传影响外，环境因素也起作用，即某一数量性状的形成是多基因和环境共同作用的结果。

三、多基因遗传的特点

人的肤色、身高、体重、血压、智力、寿命等性状的表达，除受多对等位基因的影响外，还受环境因素的作用。现以人的肤色遗传为例，说明多基因遗传的特点。

人的肤色受控于多对微效基因，假定是由 2 对非连锁的等位基因 AA′和 BB′决定，其中，A 和 A′、B 和 B′都是共显性基因；A 基因和 B 基因都决定黑肤色，A′基因和 B′基因都决定白肤色；AB 两基因和 A′B′两基因的作用各有累加效应。假设一个纯黑肤色（AABB）的人与另一个纯白肤色（A′A′B′B′）的人婚配，其子女的肤色则为黑白的中间型（简称中黑肤色），由于环境因素的作用，这些子女的肤色会有一些差异。假设两个杂合的中黑肤色（A A′B B′）的人婚配，其子女的肤色变异范围会进一步扩大，表现出 5 种肤色类型：纯黑肤色、微黑肤色、中黑肤色、微白肤色、纯白肤色，比值为 1:4:6:4:1（表 8-1）。这种变异除受两对等位基因的分离和自由组合的影响外，还受环境因素的作用。

表 8-1 子 2 代肤色基因的遗传组合

子 1 代配子	AB	AB′	A′B	A′B′
AB	AABB 纯黑	AABB′微黑	AA′BB 微黑	AA′BB′中黑
AB′	AABB′微黑	AAB′B′中黑	AA′BB′中黑	AA′B′B′微白
A′B	AA′BB 微黑	AA′BB′中黑	A′A′BB 中黑	A′A′BB′微白
A′B′	AA′BB′中黑	AA′B′B′微白	A′A′BB′微白	A′A′B′B′纯白

从子 2 代的肤色基因遗传组合中可以看出，假如肤色受两对等位基因控制，两个杂合的中黑肤色（A A′B B′）的人婚配，子代将会出现 5 种不同的肤色类型，其中，纯黑肤色和纯白肤色为极端型，各占 1/16；微黑肤色、中黑肤色和微白肤色为中间型，共占 14/16。事实上，影响人肤色的基因远不止 2 对，实际情况更为复杂。由此可见，如果决定某一数量性状的基因对数越多，极端类型会越少，中间类型会越多，再加上环境因素的作用，子代的变异范围将会越大。

由此，通过上述人肤色的遗传分析，多基因遗传的特点可归纳如下。

（1）两个极端变异（纯合体）的个体杂交，子一代都是中间类型，但由于环境因素的影响，子一代群体也有一定范围的变异。

（2）两个中间类型（子一代）的个体杂交后，子二代大多仍为中间类型，但变异范围要比子一代更加广泛，并可产生出少量极端类型，这是由于多对基因除受环境因素的影响外，还要遵循遗传的分离定律和自由组合定律。

（3）在一个随机杂交的群体中，子代变异的范围虽然更加广泛，但大多数个体仍然是中间类型，极少数是极端类型，这是因为多基因的遗传基础和环境因素对变异的产生具有共同的影响力。

第二节　多基因遗传病

人类的常见疾病，如高血压、糖尿病、精神分裂症、哮喘等，以及一些先天性畸形，如唇裂、腭裂、无脑儿等，其发生都具有一定的遗传基础，常表现出家族聚集性，但环境因素的作用也不可忽视。这类疾病的群体发病率往往在 0.1% ~ 1%，患者一级亲属的发病率处于 1% ~ 10%，这种受多基因遗传因素和环境因素双重影响的疾病称为多基因遗传病。目前已知的多基因遗传病大约有 100 多种（图 8 – 2）。

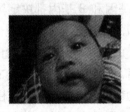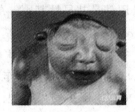

a. 唇裂　　　　　　　　b. 无脑畸形

图 8 – 2　唇裂和无脑畸形

一、易患性与阈值

在多基因遗传病中，一个个体在多基因遗传因素和环境因素的共同作用下，患某种多基因遗传病的风险称为易患性，即一个个体患某种多基因遗传病的可能性。群体中虽然各个体的易患性不同，但群体的易患性变异和数量性状一样，呈正态分布，表现为大多数个体的易患性接近中间值，易患性很高和很低的个体均很少。当一个个体的易患性高达或超过一定的水平（限度）时就要发病，这个使个体患病的最低易患性限度称为阈值。群体中，在一定的环境条件下，阈值代表个体发病所需的最低限度的致病基因数量（图 8 – 3）。

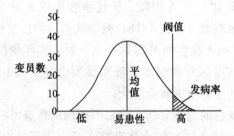

图 8 – 3　多基因病群体易患性变异与阈值图

二、遗传度

多基因遗传病受遗传因素和环境因素的共同影响，其中遗传因素在疾病中所起作用的大小称为遗传度或遗传率，一般用百分率（％）表示。

遗传度（％）＝遗传因素／（遗传因素＋环境因素）×100%

遗传度为100％，表明某种多基因遗传病的发病完全是遗传因素起作用，实际上这种情况在多基因遗传中几乎不存在；遗传度为70％～80％，表明主要是遗传因素对某种多基因遗传病的发病起重要作用，环境因素的作用较小；遗传度为30％～40％或更低，表明主要是环境因素对某种多基因遗传病的发病起主导作用，遗传因素的作用是次要的（表8-2）。

表8-2 常见多基因遗传病（或先天畸形）群体发病率和遗传度

疾病名称	群体发病率（％）	遗传度（％）
原发性高血压	4～8	62
精神分裂症	1	80
冠心病	2.5	65
哮喘	4	80
原发性癫痫	0.36	55
消化性溃疡	4	37
1型糖尿病	0.2	75
2型糖尿病	2～3	35
先天性幽门狭窄	0.3	75
强直性脊柱炎	0.2	70
先天性畸形足	0.1	68
唇裂±腭裂	0.17	76
腭裂	0.04	76
先天性巨结肠	0.02	80
无脑畸形	0.2	60
脊柱裂	0.3	60
先天性髋关节脱位	0.07	70

三、多基因遗传病的特点

（1）多基因遗传病的发病有家族聚集倾向。患者一级亲属的发病率为1％～10％，远低于单基因遗传病患者同胞的1/2（显性遗传病）或1/4（隐性遗传病）的发病率，也不能用任何一种单基因遗传病的遗传方式来说明。

（2）同一级亲属的发病风险相同。如患者的父母、同胞、子女均为一级亲属，亲缘系数为1/2，其发病风险都相同。

（3）随着亲属级别的降低，患者亲属的发病风险也迅速降低。尤其是群体发病率越低的疾病，这种趋势越明显。

（4）发病率存在种族和民族的差异。这是由于不同的种族和民族有着不同的遗传基础，如日本的先天性畸形足的发病率是1.4%，而美国则高达5.5%。

（5）近亲结婚时，子女发病的风险也会增高。但不及常染色体隐性遗传病的显著，这可能与多基因的累加效应有关。

（6）病情越严重，再发的风险就越大，表明遗传因素发挥着重要作用。

四、多基因遗传病发病风险的估计

从遗传学角度来看，多基因遗传病的形成是由多个基因和环境因素共同作用的结果，发病机制较复杂，因此在估计多基因遗传病的发病风险时，需要综合考虑以下几个关系。

1. 患者一级亲属发病风险与该病的遗传度和群体发病率的关系

当多基因遗传病的群体发病率为0.1%～1%，且遗传度为70%～80%时，患者一级亲属发病率近似等于群体发病率的平方根。如在我国人群中，唇裂＋腭裂的群体发病率为0.17%，遗传度为76%，其患者一级亲属的发病率则约为4%。

2. 家庭中患病人数与发病风险的关系

如果一个家庭中患病人数越多，说明该病的发病风险越大，这源于多基因的累加效应所致。如唇裂，群体发病率为0.17%，当一对表型正常的夫妇已生有一个唇裂患儿时，再次生育唇裂患儿的风险为4%；若他们在已生有两个唇裂患儿的情况下，再次生育，后代患病的风险将增加2～3倍，接近10%。这对夫妇生育的患儿越多，说明他们带有的易感性的致病基因也越多，虽然夫妇两人均未发病，但其易患性已接近阈值，所以生育后代的发病风险明显越高。

3. 患病严重程度与发病风险的关系

在多基因遗传病中，微效基因的累加效应可表现在病情的严重程度上。因为患者的病情越严重，意味着患者一定带有更多的致病基因，其父母也必定带有较多的致病基因，其易患性更接近阈值。所以，再次生育时，后代出现患儿的风险也相应增高。如只有一侧唇裂的患者，其同胞的发病风险为2.46%；一侧唇裂并腭裂的患者，其同胞的发病风险为4.21%；双侧唇裂并腭裂的患者，其同胞的发病风险高达5.74%。

4. 性别差异与发病风险的关系

如果某种多基因遗传病的群体发病率出现性别差异时，表明不同性别的易患性阈值是不同的。越是群体发病率低的性别患者，其阈值高，故该性别患者一级亲属的发病风险就越高。如先天性幽门狭窄的男性群体发病率为0.5%，女性的为0.1%，男性的群体发病率是女性的5倍，意味着女性的易患性阈值高于男性。结果，该病男性患者的儿子发病率是5.5%，女儿发病率是2.4%；而女性患者的儿子发病率可高达19.4%，女儿发病率也为7.3%。究其原因，是因为群体发病率低的性别患者，必定携带有比另一性别患者更多的致病基因，且达到阈值而发病，从而其子女获得较多致病基因的风险就会增大，特别是与其性别相反的后代。

由于多基因遗传病的形成既有多基因的遗传因素作用，还离不开环境因素的影响。

因此，在估计多基因遗传病的发病风险时，应综合各方面因素，全面分析，才能得出更为准确的结果。

五、几种常见多基因病

（一）原发性高血压

原发性高血压是一种常见的全身性慢性疾病，在全部高血压患者中占80%～85%，临床主要表现为动脉血压升高。在安静状态下，多次测量血压，达到高血压的标准，且长时间不降。即40岁以上的成年人收缩压超过150mmHg或青年人收缩压超过140mmHg，舒张压超过90mmHg时。一般随年龄每增加10岁，正常收缩压可增加9.7mmHg，而舒张压的正常标准不变。高血压早期症状不易察觉，之后逐渐出现眩晕、头痛、耳鸣、心悸、失眠等症状。发病年龄多在40岁以上，病程往往在10～20年以上，可诊断为缓进性高血压。

目前，多数学者认为原发性高血压属于多基因遗传病。高血压患者的家族倾向已被临床多年的医疗实践所证实，父母均患高血压，其子女发病率达46%；父母一方患高血压，子女发病率达28%；父母血压正常，子女发病率仅达3%。随着人类基因组计划（HGP）的完成，遗传基因的研究进入了后基因组时代。一个以定位、识别和克隆原发性高血压的易感基因为研究重点的高血压基因研究正在迅速发展。这一研究旨在从根本上阐明原发性高血压的遗传本质，如获成功将对原发性高血压的临床分型、预后判断、个体化治疗和易患者的早期检出及预防等产生革命性影响。原发性高血压除受到遗传因素的影响外，还受到环境因素的影响。

原发性高血压的一般防治措施是：①坚持监测血压，正常状态下至少每年1次；②限盐补钾，逐步把每日摄入食盐的量控制到5g，同时多吃富含钾的水果、蔬菜（如香蕉、核桃仁、莲子、芫荽、苋菜、菠菜等）；③防止超重和肥胖；④戒烟限酒；⑤给予镇静药物和降压药物的治疗。

（二）糖尿病

糖尿病的主要特点是多食、多饮、多尿和体重减轻，严重者可出现酮症酸中毒、昏迷，甚至死亡。临床上根据糖尿病的发病年龄、临床病情缓急等，可将其分为两型。即胰岛素依赖型（1型）和非胰岛素依赖型（2型）。1型糖尿病多于青少年发病，症状较重。胰岛素的分泌功能低下，导致患者的生存依赖于胰岛素，可以引发多种并发症；2型糖尿病多发于40岁以上的成年人和老年人，患者多体型肥胖，起病缓慢，病情较轻。本病可出现多种并发症。当出现典型的三多症状（即多饮、多尿和多食），以及尿糖、血糖、尿酮阳性时，是诊断糖尿病的依据。其中血糖浓度增高对糖尿病的诊断具有重要的意义。

经过近几十年的研究，科学界一致认为糖尿病是一种多基因遗传病。糖尿病患者的亲属中的发病率要比非糖尿病患者亲属的发病率高，同卵双生子的发病一致率远远高于异卵双生子，这都说明糖尿病具有遗传倾向。另外，糖尿病的发生还受环境因素的影响，所以，糖尿病的遗传并非单基因遗传，而属于多基因遗传。

饮食治疗，减少糖的摄入，口服降糖药物及治疗合并感染，是糖尿病的主要治疗和预防措施。

（三）冠心病

冠心病是"冠状动脉性心脏病"的简称。本病由于冠状动脉发生硬化或痉挛，使冠状动脉血流减少，心肌缺血、缺氧引起的心脏病，又称"缺血性心脏病"。其中单纯由冠状动脉硬化引起的特称为"冠状动脉硬化性心脏病"，它占冠心病的90%；由冠状动脉痉挛造成的冠心病约占5%；另外还有一些少见的原因，包括冠状动脉发炎、冠状动脉先天发育畸形、冠状动脉栓塞等。一般所说的冠心病主要是指冠状动脉硬化性心脏病。研究表明，冠心病是一类多基因遗传病，其发生与多种因素有关，包括年龄、性别、职业、饮食、血脂、血压、糖尿病、吸烟、酗酒、肥胖、遗传、不良性格等。冠状动脉患者应当忌着急生气、忌超负荷运动、忌缺水、忌缺氧、忌严寒和酷暑、忌吸烟酗酒和过饱等。

 小 结

生物的遗传性状有质量性状和数量性状，质量性状的遗传基础是受一对等位基因控制；数量性状是多基因与环境因素相互作用的结果。多基因假说的要点说明数量性状遗传的特点。多基因遗传病是指受多基因遗传因素和环境因素双重影响的疾病；易患性是指在多基因遗传病中，一个个体在多基因和环境因素的共同作用下，患某种多基因遗传病的风险；阈值是指当一个个体的易患性达到或超过一定的限度就要发病，这个使个体患病的最低易患性限度就是阈值，群体中，在一定的环境条件下，阈值代表个体发病所需的最低限度的致病基因数量；遗传度（遗传率）是指在多基因遗传病中，遗传因素在疾病中所起作用的大小。多基因遗传病的特点主要有家族聚集倾向；同一级亲属的发病风险相同；随着患者亲属级别的降低，其发病风险也迅速降低；存在种族和民族的差异；近亲结婚时，子女发病的风险也会增高，但不及常染色体隐性遗传病的显著；病情越严重，再发的风险越大。在对多基因遗传病发病风险的估计中，应综合各方面因素，全面分析，才能得出更接近实际的结果。

学习本章要注意在把握重要基本概念的同时，学会用比较法去梳理质量性状和数量性状、单基因遗传和多基因遗传、单基因遗传病和多基因遗传病之间的本质区别和特点，并与实际临床应用联系起来理解。

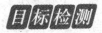 **目标检测**

一、名词解释

质量性状	数量性状	多基因遗传	多基因遗传病
易患性	阈值	遗传度	

二、选择题

1. 数量性状的遗传基础是（　　　）

A. 两对和两对以上的主效基因

B. 一对染色体上的多个基因

C. 两对和两对以上的微效基因

D. 一对染色体上的主基因

E. 以上都不是

2. 下列哪种病是多基因遗传病（   ）

A. 唇裂＋腭裂　　　　B. 白化病　　　　C. 短指症

D. 并指　　　　　　　E. 血友病

3. 精神分裂症是属于_____病（   ）

A. 单基因病　　　　　B. 多基因病　　　　C. 染色体病

D. 分子病　　　　　　E. 遗传性酶病

4. 遗传度是指（   ）

A. 致病基因的有害程度

B. 遗传因素对性状的影响程度

C. 遗传性状的变化范围

D. 一定条件下一种基因型的反应程度

E. 遗传性状的表现程度

5. 阈值指的是在一定条件下多基因遗传病发病所需致病基因的（   ）

A. 易感性的最低限值

B. 易患性的最高限值

C. 易患性的最低限值

D. 易感性的最高限值

E. 以上都不是

6. 多基因遗传病遗传度越高，说明该病（   ）

A. 完全是遗传因素的作用

B. 完全是环境因素的作用

C. 主要是环境因素的作用，遗传因素作用微小

D. 主要是遗传因素的作用，环境因素作用微小

E. 遗传因素和环境因素的作用各占一半

7. 下面选项中不属于多基因遗传病的特点（   ）

A. 近亲婚配时，子女的患病风险也提高，但不如 AR 明显

B. 患者一级亲属的发病率高于群体发病率

C. 有明显的家族聚集倾向

D. 病情越重，再发风险越大

E. 随着亲属级别的降低，发病风险也迅速升高

8. 在多基因遗传病发病风险的估计中，下列无关因素是（   ）

A. 孕妇年龄　　　　　　　　　　　B. 遗传度高低

C. 家庭中患病人数　　　　　　　　D. 病情的轻重

E. 性别

三、简答题

1. 试说明质量性状和数量性状的差异。

2. 与单基因遗传病比较，多基因遗传病有何特点？

3. 估计多基因遗传病再发风险时应考虑哪些因素？

（王英南）

第九章

肿瘤与遗传

学习目标

掌握癌家族、家族性癌、癌前病变、癌基因、细胞癌基因、肿瘤抑制基因
的概念。
熟悉细胞癌基因的特点和激活方式；肿瘤抑制基因的作用特点。
了解肿瘤发生中的遗传因素；染色体异常与肿瘤的关系。

1886 年，法国医生 Broca 调查他妻子的家族时发现，母亲及 4 个女儿以及 13 个外孙女中，有 9 人相继死于乳腺癌，6 人死于其他癌症。他认为肿瘤可能与遗传有关，并且提出了"癌基因"的概念。肿瘤的发生与遗传有关吗？有癌基因就一定会得癌吗？学过本章后你会得到答案。

肿瘤是一大类严重危害人类健康的疾病，几乎涉及到人体的所有脏器和组织器官，已成为人类死亡的重要原因之一。现代医学研究表明，肿瘤的发生是一个复杂的过程，人类生活的环境存在许多致癌因子，它们直接或间接作用于体细胞的遗传物质，引起染色体或基因的改变，导致细胞生长分裂失去控制，无限增殖形成肿瘤，所以肿瘤发生是遗传因素与环境因素共同作用的结果。

肿瘤遗传学（cancer genetics）是遗传学与肿瘤学之间的边缘学科，着重研究恶性肿瘤（癌）的发生与遗传和环境的关系。

第一节　肿瘤发生中的遗传因素

双生子调查、系谱分析、遗传流行病学和染色体分析都已证实，遗传因素在肿瘤发生中起着重要作用，大部分肿瘤与基因突变相关，肿瘤易感性与多基因相关。

一、肿瘤发病率的种族差异

某些肿瘤的发病率在不同种族中有显著差异。中国人鼻咽癌是印度人的 30 倍，是日本人的 60 倍，而且这种高发现象并不随中国人移居它国而明显降低，移居到美国的华人鼻咽癌的发病率也比美国白人高 34 倍。在我国，广东籍居民鼻咽癌又是其他省籍

居民的 2~3 倍，可见遗传因素是肿瘤发生的重要因素。其他一些肿瘤也有类似情况，如黑人很少患 Ewing 骨瘤、睾丸癌、皮肤癌；日本妇女患乳腺癌比白种人少，但松果体瘤却比其他种族高 10 余倍。

种族差异主要是遗传差异，这也证明肿瘤发病中遗传因素起着重要作用。

二、肿瘤的家族聚集性

肿瘤流行病学调查发现，遗传因素是癌家族和家族性癌的病因中不可忽视的因素。

（一）癌家族

癌症的遗传性，最早是从癌症的家族聚集现象发现的。癌家族（cancer family）是指一个家系的几代中，有多个成员发生同一器官或不同器官的恶性肿瘤。其特点是恶性肿瘤的发病率高（约 20%），发病年龄较早，通常按常染色体显性方式遗传。Lynch 将上述特点归纳为"癌家族综合征"。

G 家族是医学史上一个闻名的癌家族，也是第一个被大规模调查的癌家族。这个家族中最早一对夫妻，丈夫于 1856 年死于癌症后，他的子孙后代中陆续出现了很多癌症患者。从 1895 年至 1976 年先后有 3 人 5 次长达 30 多年的调查随访，由 Lynch 确认为一个癌家族。这个家族发展到 10 个支系 842 名后裔，共有 95 名癌症患者，其中患结肠腺癌 48 人，子宫内膜腺癌 18 人，还有胃癌、卵巢癌、胰癌等。这其中有 13 人为肿瘤多发性，19 人发生于 40 岁之前（占 20%）；95 名患者中 72 人的双亲之一患癌，男性与女性各 47 和 48 人，接近 1:1，符合常染色体显性遗传（图 9-1），基因定位于 18p。

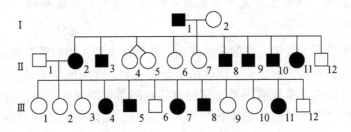

图 9-1 G 家族的部分成员

（二）家族性癌

家族性癌（familial carcinoma）是指一个家族中多个成员患同一种类型的癌。家族性癌往往是人类较常见的癌，大多数呈散发性，不表现孟德尔式遗传，但患者的一级亲属的发病风险高于人群 3~5 倍。表明这些肿瘤有家族聚集现象，或家族成员对这些肿瘤的易感性高于一般人群。

结肠癌是一种家族性癌，12%~25% 的临床病例有结肠癌家族史。据报道，美国患乳腺癌、胃癌、结肠癌、子宫内膜癌、前列腺癌、黑色素瘤的成年病例中，其直系家属发生同一种癌症的可能性比一般人群高 3 倍。美国儿童的白血病、脑瘤和软组织肉瘤，其同胞发生同样肿瘤的几率比一般同龄儿童高 4 倍。对 77 对患白血病的双生子调查中发现，同卵双生者发病一致率非常高；在另一调查中，20 对同卵双生子均患同一部位的同样肿瘤。这些都说明遗传因素在肿瘤发病中的作用。

知识链接

家族性癌

先证者，男，44岁。因腹胀1月余伴腹泻半月入院。查体：肝肋下2cm，剑突下3cm并触及一硬结节。B超及MRI检查发现：肝区有一6.5cm×4.8cm之占位性病变。在B超定位下行肝穿刺，取组织2块及刷片2张送病理及细胞学检查。细胞病理学：查见少数腺癌细胞。病理诊断为：原发性肝细胞癌。患者个人史：化验检查乙肝病毒表面抗原（HBsAg）阳性、乙肝病毒e抗原（HBeAg）阳性、乙肝病毒c抗体（HBcAb）阳性。该家族祖辈均以捕鱼为生，家族10人中，有7人患肝癌（图9-2），占家庭成员中70%，故属家族性癌。

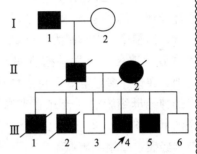

图9-2　家族性癌系谱

分析其原因：①与饮食习惯有关。文献报道咸鱼为高蛋白质海生物，在晒制过程中咸鱼表面会产生较多的黄曲霉素，如长期食用则易对肝脏造成损害；②患者及其尚在的兄弟4人化验检查乙肝病毒表面抗原（HBsAg）、乙肝病毒e抗原（HBeAg）、乙肝病毒c抗体（HBcAb）均为阳性，父母均系因"肝病"去世，具有明确的家族史，其肝癌的发生可能与肝炎、肝硬化、肝细胞癌变有关。

三、遗传性恶性肿瘤

一些恶性肿瘤是由单个基因的异常决定的，符合孟德尔遗传规律，多呈常染色体显性遗传，故称为遗传性肿瘤。这些肿瘤大多来源于神经或胚胎组织，呈现家族性、双侧性、多发性的特征，在肿瘤病因研究中具有重要意义。

（一）视网膜母细胞瘤

视网膜母细胞瘤（retinoblastoma，RB）为眼球视网膜的恶性肿瘤，多见于幼儿，约70%患者2岁前就诊，发病率为1/28000～1/15000。因患者眼睛有黄绿色荧光而被称为"猫眼"（图9-3）。临床表现随肿瘤大小而变化，可有虹膜异色、眼前房出血、瞳孔散大和白瞳等。肿瘤的恶性程度很高，可随血循环转移，也能直接侵入颅内。

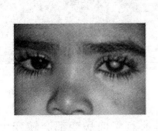

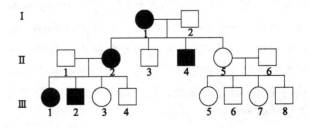

图9-3　视网膜母细胞瘤　　　　图9-4　视网膜母细胞瘤系谱

大约40%的病例是遗传性的（图9-4），患儿通过生殖细胞遗传一个突变基因或基因丢失，而后在视网膜母细胞中又发生一次基因突变，则产生肿瘤。发病年龄较早（常在 4 岁以内），病情严重，多累及双眼，呈常染色体显性遗传。基因定位在 13q14，与酯酶 D 基因紧密连锁，因此检测酯酶 D 的活性，可作为产前辅助诊断指标之一。此外还有 60% 是散发型病例，非遗传性，发病年龄较晚，且多为单侧性。

（二）神经母细胞瘤

神经母细胞瘤（neuroblastoma）也是一种常见于儿童的恶性胚胎瘤，起源于神经嵴，恶性程度很高，患儿存活率很低，活婴中的发病率为 1/10000，常染色体显性遗传。原发肿瘤常见于颈部、胸部、腹部及骨盆等处的自主性神经节，有的神经母细胞瘤还合并有来源于神经嵴的其他肿瘤，如多发性神经纤维瘤、节神经瘤、嗜铬细胞瘤等。

（三）Wilms 瘤

Wilms 瘤即肾母细胞瘤（nephroblastoma），是一种婴幼儿肾的恶性胚胎性肿瘤，约占全部肾肿瘤 6%，活婴中的发病率约为 1/10000，3/4 的肿瘤均在 4 岁以前发病。也可分为遗传型（38%）和非遗传型（62%），前者双侧性肿瘤较多，发病年龄较早，呈常染色体显性遗传，有明显的家族聚集现象。患者可伴有无虹膜症、半侧肥大、假两性畸形以及智力低下等。

> **知识链接**
>
> #### 两次突变学说
>
> Knudson 以视网膜母细胞瘤的遗传分析为基础，提出了肿瘤发生的"两次突变学说"：肿瘤的发生是两次体细胞突变的结果。遗传性肿瘤的第一次突变发生在生殖细胞中，或由亲代遗传而来，第二次突变发生于体细胞中，最终导致细胞癌变，表现为病情较严重，发病较早；而散发性肿瘤的两次突变发生在同一个体细胞中，有一定的时间间隔，故发病率较低，发病较晚。肿瘤发生的两次突变学说现已得到广泛的实验证据。

四、遗传性癌前病变

一些单基因遗传疾病，有不同程度的恶性肿瘤倾向，称为遗传性癌前病变。其遗传方式大部分为常染色体显性遗传，少部分为常染色体隐性遗传或 X 连锁遗传。

例如家族性多发性结肠息肉症，基因定位于 5q21~q22，常染色体显性遗传，在人群中的发病率为 1/100000。患者于儿童期或青少年期结肠等部位就密布息肉（图 9 - 5），并引起腹泻和直肠血便，常被误诊为肠炎。50% 病例 30 岁以后发展为结肠癌，如不及时治疗，几乎 100% 发生癌变而死亡。若能早期发现患者，采取综合性预防措施，则可延缓甚至防止结肠癌发生。神经纤维瘤、基底细胞痣综合征等都属于遗传性癌前病变。

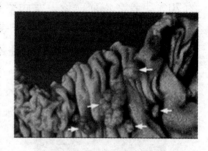

图 9 - 5　家族性结肠息肉

癌前病变是恶性肿瘤发生前的一个特殊阶段，并不是所有癌前病变都会转变为恶性肿瘤。而肿瘤形成的量变阶段，正是人们预防癌症的关键时期，可起到事半功倍的效果。

警惕宫颈的癌前病变

　　宫颈癌是妇科恶性肿瘤，与高危型人乳头瘤病毒（HPV）的持续感染和人们的不良习惯有关。宫颈癌的发生和发展有一个渐进的演变过程，时间可以从数年到数十年，一般认为这个演变过程经过这样几个阶段：增生、不典型增生、原位癌、早期浸润、浸润癌。

　　宫颈不典型增生是癌前病变，它具有可逆性，即一部分病变可自然消失，但它还具有进展性，即病灶可发展，甚至癌变，其可逆性和发展性与病变的范围、程度有关。癌前病变患者初期不表现明显症状，或仅有一般宫颈炎的症状，如白带增多、白带带血或性接触后少量阴道流血等。有80％的宫颈癌前病变可以通过早期发现、早期治疗达到治愈。定期做妇科检查，是预防宫颈癌的有效方法。

五、肿瘤的遗传易感性

　　肿瘤具有一定的遗传性，而对多数肿瘤而言，肿瘤遗传性主要表现为易感性的遗传，包括染色体水平的改变和基因水平的改变。更多情况下遗传物质的变异只决定了个体肿瘤易感性升高，并不直接引起细胞癌变，而在环境因素或其他突变基因参与下才诱发肿瘤。多数肿瘤是遗传与环境因素相互作用的结果，共同的生活环境和生活习惯让家族容易出现相同的肿瘤，如乳腺癌、胃肠癌、食管癌、肝癌、鼻咽癌、前列腺癌、白血病等都有家族史。

　　例如，对肺癌的研究提示，吸烟为本病的主要诱因之一，但也与遗传因素有关（表9－1）。

表9－1　吸烟对肺癌发生的影响

	一级亲属	一级亲属发病率（％）
非肺癌者	大量吸烟	1
肺癌患者	不吸烟	1
肺癌患者	大量吸烟	14

第二节　肿瘤与基因

　　癌的遗传学研究认为，大多数癌是细胞的遗传物质变化所引起的。尤其是20世纪80年代以来，随着分子遗传学研究的深入，对肿瘤发生的遗传病因有了重大的突破，证实了癌基因和肿瘤抑制基因的存在，这两类基因的异常，都会导致肿瘤的发生。

一、癌基因

　　癌基因（oncogene）是指能引起细胞恶性转化的基因。它首先发现于病毒基因组，称为病毒癌基因，继之又发现于动物和人的细胞基因中，称为细胞癌基因或原癌基因。

（一）病毒癌基因

人类的癌基因往往与从致癌的 RNA 病毒中分离出的病毒癌基因有一定的关联。从病毒中分离出的遗传物质可以使正常细胞发生转化而癌变，这类遗传物质即为病毒癌基因（viral oncogene，v－onc）。当病毒感染宿主细胞时，病毒 RNA 反转录出病毒 DNA，并将之整合到宿主 DNA 中，依赖宿主的 DNA 复制、转录及翻译，完成病毒的增殖过程，这一感染过程可使正常细胞发生癌变。

（二）细胞癌基因

研究证实，在正常真核细胞基因组中存在着具有潜在细胞转变能力的基因，称之为细胞癌基因（cellular oncogene，v－onc）或原癌基因。

Ras 是 20 世纪 70 年代发现的一组癌基因家族，1982 年首先从人膀胱癌细胞系中分离出。它是通过用人膀胱癌细胞系提取的 DNA 片段转染小鼠细胞，引起后者恶性转化而被证实。以后的其他许多肿瘤和白血病也证明了人癌基因的存在。细胞癌基因的发现是医学和生物学的一个重大进展，是肿瘤研究的一个重大突破，并获 1989 年诺贝尔医学或生理学奖。

细胞癌基因有以下特点：①是编码关键性调控蛋白质的正常细胞基因；②正常情况下对细胞无害，在细胞中起着调节细胞生长和分化的作用；③在个体发育或细胞分化的一定阶段显得十分重要；④在成人体内或平时不表达或表达受到严格的调控；⑤外界环境因素（射线、食物、理化因素、致癌病毒）可以激活处于休眠状态的细胞癌基因，使其突变成为活化的细胞癌基因。

目前为止，人们已经发现了 100 余种癌基因，根据癌基因编码蛋白的不同，分为四类①蛋白激酶类：基因产物是某种生长因子受体。②信号传递蛋白类：基因产物主要是酪氨酸激酶及激酶抑制因子。③生长因子类：基因产物是某种生长因子。④核内转录因子类：基因产物多与细胞核结合，调节某些基因转录和 DNA 复制，促进细胞的增殖。

细胞癌基因在正常人体中处于封闭状态或仅有低表达，但是，若在病毒感染、化学致癌物或辐射作用等致癌因子作用下，一对细胞癌基因中只要有一个被激活，就可以显性方式发挥作用。癌基因可通过点突变、病毒诱导与启动子插入、基因扩增、染色体易位等方式被激活，癌基因被激活后，在错误的时间内，不恰当的地点、不适量地表达，使细胞趋于恶性转化。

肿瘤的发生是一个分阶段多步骤的过程，在肿瘤形成的不同阶段可能有不同的癌基因参与，各个阶段既是独立的，又是连续的，最终发展形成肿瘤。

二、肿瘤抑制基因

在正常细胞基因组内还存在着抑制肿瘤形成的基因，这些基因称为肿瘤抑制基因（tumor suppressor gene，TSG）或抗癌基因（anti－oncogenes）。

肿瘤抑制基因是存在于正常细胞的必要基因，它的正常功能是抑制细胞的无控制分裂和促进细胞分化。实验证实，正常细胞与肿瘤细胞融合后的杂种细胞失去肿瘤细胞表型，正常染色体可以逆转肿瘤细胞表型，表明正常细胞中可能存在抑制肿瘤发生的基因，即肿瘤抑制基因。

当两个肿瘤抑制基因的等位基因全部缺失或突变失活时，它对细胞分裂的正常抑制解除而导致肿瘤发生。原癌基因的突变是显性的，肿瘤抑制基因是隐性作用方式（表9-2），又称隐性抑癌基因。

表9-2 原癌基因和肿瘤抑制基因比较

	原癌基因	肿瘤抑制基因
遗传方式	显性	隐性
功能	细胞增殖的正调节基因	细胞增殖的负调控基因
致癌方式	基因被激活表达失控	基因失活或丢失
突变形式	点突变，扩增，重排	点突变，缺失
细胞类型	只发生于体细胞	发生于体细胞和生殖细胞

1986年，人们在视网膜母细胞瘤细胞中首次发现了肿瘤抑制基因 RB，RB 基因定位于13q14，编码的 RB 蛋白质具有抑制肿瘤细胞增殖生长的作用。它不仅对视网膜母细胞有抑瘤作用，对乳腺癌、小细胞肺癌和骨肉瘤等癌变之前的细胞也有抑瘤作用。RB 基因缺失或功能丧失会导致肿瘤发生。

另一个较常见的肿瘤抑制基因是 $p53$ 基因，$p53$ 基因的突变常发生在结肠癌、乳腺癌、肝癌、肺癌等多种肿瘤中。在粮食污染严重的某些地区，肝癌发生率比较高，研究表明，黄曲霉素、苯并芘等可诱发 $p53$ 基因的 249 位密码子 AGG 突变为 AGT，使 $p53$ 基因丧失正常功能，这可能是肝癌发生的机制之一。

近年来，肿瘤发生机制的研究表明，肿瘤的形成是一个多阶段多步骤的过程，其中有多种因素的介入。遗传因素或环境因素都能引起癌基因激活或肿瘤抑制基因杂合性丢失，促使细胞开始发生转化，最终导致细胞癌变。对结直肠癌发生发展的过程的研究为此提供了强有力的证据。

结直肠癌的发生发展，既涉及癌基因 $K-RAS_2$ 的激活，也涉及肿瘤抑制基因 APC 基因、DCC 基因、$p53$ 基因和 $nm23H_1^3$ 基因的失活，显示出从多发性结肠息肉病的良性腺瘤转变为恶性肿瘤的演变过程，实际上是一个多因子参与的渐变过程（图9-6）。APC 的杂合性丢失，使细胞开始转化，形成良性腺瘤。随着癌基因 $K-RAS_2$ 突变和多个肿瘤抑制基因的杂合性丢失，使细胞转变为恶性的结肠癌。特别是 DCC 基因突变是唯一一个从结肠细胞到癌细胞必需累积的一个基因突变，所以在恶变前诊断方面具有特殊意义。

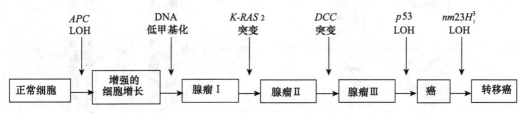

图9-6 结直肠癌发生发展的过程

第三节　肿瘤与染色体异常

大多数恶性肿瘤细胞都存在染色体数目或结构的异常。在一些染色体病中，又可见某些肿瘤发病率比一般人群高。所以染色体异常与肿瘤发生密切相关。

一、肿瘤的染色体数目异常

恶性肿瘤细胞中的染色体大多为非整倍体改变，即超二倍体和亚二倍体，也有多异倍体，而且在同一肿瘤内染色体数目波动的幅度也很大。在整个肿瘤发展过程中，有的核型被逐渐淘汰，有的则逐渐形成了增殖优势。在恶性肿瘤细胞群的选择和演变过程中逐渐占据主导地位的细胞系称为干系（stemline），干系的染色体数为众数（modal number）。除干系之外的那些细胞系称为旁系（side line）。有的肿瘤没有明显的干系，而有的肿瘤又可能有两个或两个以上的干系。

在正常细胞中干系是以 46 为众数的细胞系，而在恶性肿瘤细胞中，众数可以是 46（多为假二倍体），也可以为其他数目，但众数细胞百分比较低，一般约为 20%～30%。实体瘤染色体的数目多在三倍体左右，或在三或四倍体之间，癌性胸腹水的染色体数目变化较大，可见上百条染色体。

二、肿瘤的染色体结构异常

肿瘤细胞常见的染色体结构异常有易位、缺失、重复、环状染色体、双着丝粒染色体。如果结构异常的染色体较多地出现在某种肿瘤细胞内，称为标记染色体（marker chromosome）。

具有高度特异性标记的染色体是 ph^1 染色体。ph^1 染色体是慢性粒细胞性白血病（CML）的标记染色体，首先在美国费城发现，故命名为 ph^1 染色体。ph^1 染色体是由 22 号染色体长臂部分缺失（$22q^-$）形成的，后来发现 22 号染色体断裂的片段易位于 9 号染色体的长臂上，使 9 号染色体长臂增长，而 22 号染色体长臂缩短，形成 ph^1 染色体（图 9-7）。大约 90% 的 CML 有 ph^1 染色体，所以可在临床症状出现前，作为早期诊断 CML 的辅助依据。

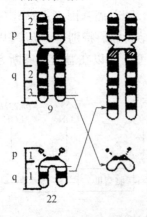

图 9-7　ph^1 染色体的形成

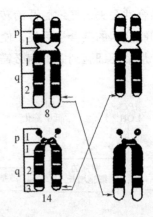

图 9-8　$14q^+$ 染色体的形成

ph^{1}染色体的发现证明了一种染色体畸变与一种特异性肿瘤之间的恒定关系，故被认为是肿瘤细胞遗传学研究的里程碑。

重要的标记染色体还有 Burkitt 淋巴瘤的 14q$^+$ 染色体（图 9 – 8）、Wilms 瘤的 11p$^-$染色体、脑膜瘤中的 22q$^-$ 或 –22、视网膜母细胞瘤中的 13q$^-$ 等。

在某些肿瘤中，特定的染色体畸变常与某一特定基因如癌基因等的改变相关联，并在细胞恶性转化的早期阶段就出现，这些事实提示染色体畸变与诱发肿瘤有关。

近几十年来，肿瘤的遗传学研究取得了一系列重要的研究成果，癌基因、肿瘤抑制基因的发现，肿瘤与染色体关系的了解，都证明了在肿瘤发生中遗传基础起着重要作用，使人们对肿瘤发生和发展的认识也日益深入，也为人类最终攻克癌症指明方向。

 小 结

肿瘤发生是一个复杂的过程，从肿瘤发生率的种族差异、肿瘤的家族聚集性、遗传性恶性肿瘤、遗传性癌前病变都可以看到肿瘤发生与遗传因素有密切的关系。

癌基因和肿瘤抑制基因的存在，使人们对肿瘤发生的机制有了新的认识。现已发现多种癌基因和肿瘤抑制基因，正常情况下，它们都是人体的正常基因，是人体的生长、发育过程中不可缺少的基因，只有在异常情况下，癌基因激活或肿瘤抑制基因杂合性丢失，使细胞进入转化开始癌变。结直肠癌发生发展的过程证实了肿瘤的形成是一个多阶段多步骤的过程。

多数恶性肿瘤细胞都存在染色体数目或结构的异常。标记染色体的发现证明了某种染色体畸变与一种特异性肿瘤之间的恒定关系

本章，从多方面证实了肿瘤发生与遗传因素有密切联系，这些论点不是彼此独立的，而是相互关联，相互印证的。学习时要注重知识点间的内在联系，循序渐进，如染色体畸变必然会引起基因结构的改变，就可能触发相应的癌基因被激活或肿瘤抑制基因杂合性丢失，导致肿瘤的发生。

目标检测

一、名词解释

肿瘤遗传学	癌家族	家族性癌	癌基因
肿瘤抑制基因	干系	众数	标记染色体

二、选择题

1. 视网膜母细胞瘤的致病基因为（　　）

　　A. *RAS*　　　　　　B. *RB*　　　　　　C. *p21*

　　D. *MTS*1　　　　　　E. *NM*23

2. Knudson 提出的"二次突变假说"中，非遗传性肿瘤的第一次突变发生在（　　）

　　A. 精子　　　　　　B. 卵细胞　　　　　　C. 受精卵

D. 体细胞　　　　　　　　E. 生殖母细胞

3. 慢性粒细胞性白血病属于_____的肿瘤（　　）

    A. 多基因遗传　　　　B. 染色体畸变引起　　　C. 遗传综合征

    D. 遗传易感性　　　　E. 单基因遗传

4. *RB* 基因是（　　）

    A. 肿瘤抑制基因　　　B. 癌基因　　　　　　C. 细胞癌基因

    D. 肿瘤转移基因　　　E. 肿瘤转移抑制基因

5. 在某种肿瘤中，如果某种肿瘤细胞系生长占优势或细胞百分数占多数，此细胞系就称为该肿瘤的（　　）

    A. 干系　　　　　　　B. 旁系　　　　　　　C. 众数

    D. 标志细胞系　　　　E. 非标志细胞系

6. 多数恶性肿瘤细胞的染色体为_____，而且在同一肿瘤内染色体数目波动的幅度较大（　　）

    A. 二倍体　　　　　　B. 假二倍体　　　　　C. 多倍体

    D. 整倍体　　　　　　E. 非整倍体

7. 在恶性肿瘤细胞内常见到结构异常的染色体，如果一种异常的染色体较多地出现在某种恶性肿瘤的细胞内，就称为（　　）

    A. 染色体畸变　　　　　　　　　　　　B. 染色体变异

    C. 染色体脆性　　　　　　　　　　　　D. 标志染色体

    E. 异常染色体

8. 癌基因原是_____中的一些基因，是细胞生长发育所必需的（　　）

    A. 正常细胞　　　　　B. 正常组织　　　　　C. 癌组织

    D. 癌细胞　　　　　　E. 癌周组织

9. 干系肿瘤细胞的染色体数目称为（　　）

    A. 系数　　　　　　　B. 众数　　　　　　　C. 常数

    D. 恒数　　　　　　　E. 总数

10. 遗传型肾母细胞瘤的临床特点是（　　）

    A. 发病早，单侧发病　　　　　　　　B. 发病早，双侧发病

    C. 发病晚，单侧发病　　　　　　　　D. 发病晚，双侧发病

    E. 以上均不对

三、简答题

1. 简述肿瘤发生的遗传学证据。

2. 举例说明癌基因和肿瘤抑制基因的作用。

3. 以慢性粒细胞性白血病为例，说明肿瘤细胞有染色体的变异。

（肖立英）

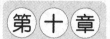

遗传病的诊断与防治

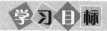

掌握遗传病的诊断方法；新生儿筛查的方法和意义；遗传咨询的对象和步骤。
熟悉携带者检出的意义。
了解遗传病治疗的方法。

某婴儿出生后母乳喂养，几天后出现拒食、腹泻、失重，一周后出现肝脏损害症状和黄疸、腹水。随着婴儿发育，出现明显的眼白内障，并表现出智力发育障碍和生长发育障碍，血和尿中半乳糖含量增高，血糖降低，最终因肝功能衰竭和感染而死亡。根据患儿的症状和检查，判断是什么病？该采取什么治疗措施？这对夫妇还能生育一个健康的孩子吗？学过本章后你会得到答案。

遗传病严重危害人类健康，运用医学遗传学和临床医学的知识，对遗传病进行诊断、治疗和预防，可以降低遗传病的群体发生率，减轻患者痛苦，减少社会负担，提高人口素质。

第一节　遗传病的诊断

医疗水平的不断提高，分子遗传学研究的飞速发展，促进了遗传病诊断措施的发展。遗传病的诊断是遗传病预防和治疗的前提。

由于遗传性疾病的特殊性，对遗传病的确认、诊断比普通疾病困难得多。临床上诊断遗传病时，除采用一般疾病诊断方法外，尚需辅以遗传学的特殊诊断手段，如系谱分析、细胞遗传学检查、生化检查、皮肤纹理分析、产前诊断及基因诊断等。

一、临床诊断

遗传病的临床诊断与普通疾病的诊断步骤基本相同，包括听取患者的主诉、询问病史、体格检查等。

（一）病史采集

由于遗传病多有家族聚集现象和传递的规律性，所以要确保材料的真实性和完整性。除一般病史外，应着重了解患者的家族史、婚姻史和生育史。由于涉及到个人隐私或忌讳，需要我们耐心开导，取得对方的配合。

（二）症状与体征

症状和体征是患者就诊的主要原因，是遗传病诊断的重要线索。要特别注意遗传病本身特异性综合征，如患儿有智力发育不全伴有特殊腐臭尿液，提示苯丙酮尿症；智力低下，伴有眼距宽、眼裂小、外眼角上斜等体征可考虑先天愚型；有性腺发育不全或有生殖力下降，原发性闭经、行为异常的可疑为性染色体病等。婴儿或儿童期还应注意身体发育和智力增进情况、性器官及第二性征发育状态等。这些都有助于提示患者可能的疾病类型，甚至基本判断所罹患的疾病。

二、系谱分析

系谱分析（predigree analysis）是指通过调查先证者家庭成员的发病情况，绘出系谱，分析确定疾病遗传方式的一种方法，是诊断遗传病的重要步骤。系谱分析有助于判断患者是否患有遗传病、是单基因病还是多基因病、单基因病的遗传方式等，其结果对于发病风险率的计算将产生重要影响。

进行系谱分析时，应注意以下两点：①系谱调查要做到尽可能完整、准确，尽可能地扩大家系范围。一个完整的系谱应有三代以上家庭成员的患病情况、婚姻状况及生育情况；②要注意区分是外显不全、延迟显性、新突变基因等现象。

三、皮肤纹理分析

（一）人类正常的皮肤纹理

皮肤纹理（简称皮纹）是指人的手指、掌面、足趾和跖面的皮嵴和皮沟走向不同而形成的纹理图形。每个人都有特殊的皮肤纹理，在胚胎的第 14 周就已形成，出生后定形且终生不变，皮纹具有重要的遗传基础。

1. 指纹类型

指纹是指手指端的皮肤纹理，依指端外侧三叉点的有无和数目分三种类型：弓形纹、箕形纹、斗形纹（图 10 - 1）。

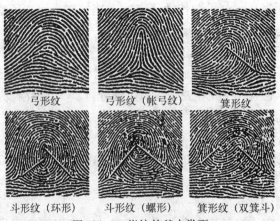

弓形纹　　　　弓形纹（帐弓纹）　　　　箕形纹

斗形纹（环形）　　　斗形纹（螺形）　　　箕形纹（双箕斗）

图 10 - 1　指纹的基本类型

2. 总指嵴纹数

从箕形纹或斗形纹的中心点到三叉点画一直线，计数这条直线跨过的嵴纹数目，称为嵴纹计数。将 10 指嵴纹数相加，即为总指嵴纹数（TFRC）。

3. 掌纹

手掌中的皮纹称为掌纹，比较重要的是轴三叉点 t 和 ∠atd 的测定。我国正常人 ∠atd 平均为 41°，若 ∠atd < 45°，轴三叉点以 t 表示；∠atd 在 45°～56°之间，以 t′表示；∠atd > 56°时，以 t″表示（图 10 - 2）。

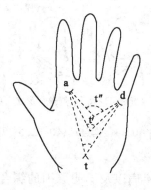

图 10 - 2　轴三叉 t 与 atd 角

4. 指褶纹和掌褶纹

褶纹是指手指和手掌的关节弯曲活动处明显可见的褶线，分别称为指褶纹和掌褶纹。它们虽不属皮肤纹理，但其变化在某些遗传病诊断中有一定价值。

（1）掌褶纹　正常人的手掌褶纹有 3 条，即远侧横褶纹、近侧横褶纹和大鱼际纵褶纹。有时远侧横褶纹和近侧横褶纹连接成一条单一的褶线横贯全掌，称为猿线或通贯手。在我国正常人群中通贯手的发生率可达 3.53%～4.87%。掌褶纹分为各种变异型（图 10 - 3）。

（2）指褶纹　正常人除拇指只一条指褶纹外，其余各指都有二条指褶纹。某些染色体病患者，如 21 三体、18 三体患者其第 5 指仅有一条指褶线。

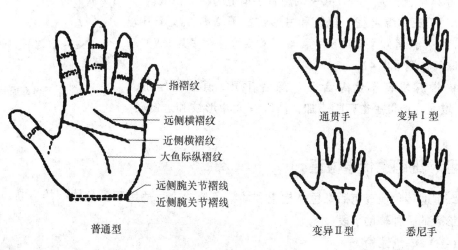

图 10 - 3　掌褶纹及变异类型

5. 拇趾球部纹型

人的脚趾和脚掌上的皮纹，称为趾纹和跖纹，但具有临床意义的只涉及拇指球部纹型。拇指球部的皮纹图形也有弓、箕、斗等各种图形（图 10 - 4）。

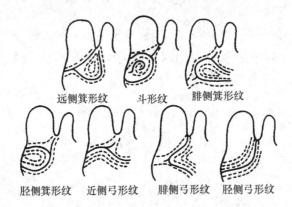

远侧箕形纹　　斗形纹　　腓侧箕形纹

胫侧箕形纹　近侧弓形纹　腓侧弓形纹　胫侧弓形纹

图 10 - 4　拇趾球区的皮纹类型

（二）皮纹检查

某些染色体异常、先天性疾病以及不明原因的综合征与皮纹变化有一定相关性，虽然这种变化不具有特异性，但如果了解其中存在的某些规律，也可以作为诊断旁证或疾病的初筛。现介绍几种常见疾病的皮纹变化。

1. 21 三体综合征（先天愚型）

患者手指斗形纹频率减少，而箕形纹增多，箕形纹多趋向于垂直形或 L 形，TFRC 较少，小指常呈单一指褶纹，大约有一半患者出现通贯手（图 10 - 5），∠atd > 60°，70%以上患者拇趾球区为胫侧弓形纹。

2. 18 三体综合征

患者手指弓形纹比例增高，故 TFRC 值低，多为通贯手，约 25% 患者为 t″，约 40% 的患者小指上为单一褶线。

3. 13 三体综合征　桡箕和弓形纹显著增高，故 TFRC 值低，一半患者双手为通贯手，轴三叉点远移，多为 t 或 t″，拇趾球区腓侧弓占 42%。

4. 性腺发育不全综合征　患者 TFRC 值显著增加，∠atd 增大，通贯手也有所增加，拇趾有大斗形纹和远侧箕形纹。

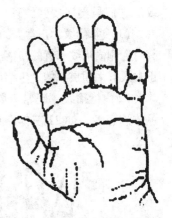

图 10 - 5　先天愚型通贯手

四、细胞遗传学检查

细胞遗传学检查包括染色体检查和性染色质检查，适用于染色体病的诊断，是遗传病诊断的一种辅助手段。

（一）染色体检查

染色体检查亦称核型分析，是确诊染色体病的主要依据。随着显带技术的应用和高分辨染色体显带技术的出现和改进，使染色体病的诊断和定位更加准确可靠。

染色体检查的指征：①出现多个先天畸形的家庭成员；②习惯性流产的夫妇；③已经生育过染色体异常患儿的夫妇；④有明显的智力发育不全、生长发育异常者；⑤有性腺以及外生殖器发育异常者；⑥女性原发性闭经或不孕、男性不育者；⑦恶性血液病患者；⑧接触过超允许剂量的射线及有毒化学药物的个体；⑨35 岁以上的高龄孕妇。

（二）性染色质检查

性染色质检查包括 X 染色质和 Y 染色质检查，主要用于疑为两性畸形或性染色体数目异常的疾病诊断或产前诊断（表 10 – 1），但确诊仍需依靠染色体检查。

表 10 – 1　性染色体病与性染色质数

性染色体病	X 染色质数	Y 染色质数
正常男性（XY）	0	1
正常女性（XX）	1	0
Turner 综合征（XO）	0	0
Klinefelter 综合征（XXY）	1	1
XYY 综合征	0	2
XXXY 综合征	2	1

五、生化检查

生化检查是遗传病诊断的重要辅助手段。因为基因突变必然引起酶和蛋白质变化，应用生化技术进行定性、定量分析机体中的酶、蛋白质及其代谢产物，可以对单基因病和先天性代谢病进行诊断。生化检查包括一般的临床生化检验和诊断遗传病的特异检查。

（一）代谢产物的诊断

当患者代谢紊乱后，其中间产物、底物、终产物及次级代谢产物必然会发生质和量的变化，可以通过检测这些代谢产物的异常，做出对疾病的诊断。例如苯丙酮尿症患者，可检查尿中苯丙酮酸或苯乙酸的含量，若有明显增高或过量，一般可作为诊断依据。

（二）酶和蛋白质水平的诊断

利用生化检测技术，不仅可以对酶活性大小或蛋白质含量的变化直接进行检测，还可以对酶和蛋白质的结构变型作出鉴别诊断。如无脑儿、脊柱裂的检查，由于神经管是开放性的，脑脊液中的甲胎蛋白（AFP）可直接进入羊水中，羊水中 AFP 的含量将显著增加，故检测羊水中 AFP 的含量可帮助诊断这类畸形。其他一些常见的通过酶活性检测而诊断的遗传代谢病见表 10 – 2。

表 10 – 2   一些遗传代谢缺陷病检测方法

疾病名称	检查项目	材料
白化病	酪氨酸酶	毛囊
精氨酸琥珀酸尿症	精氨酸琥珀酸裂解酶	红细胞
	精氨酸琥珀酸	尿液
苯丙酮尿症	苯丙氨酸羟化酶	肝
	苯丙氨酸	血
	苯丙酮酸	尿液
半乳糖血症	半乳糖磷酸尿苷转移酶	红细胞
高苯丙氨酸血症	二氢蝶啶还原酶	皮肤成纤维细胞
进行性肌营养不良	肌酸磷酸激酶	血清

六、基因诊断

基因诊断（gene diagnosis）又称分子诊断，应用分子生物学方法检测遗传物质的结构或表达水平的变化而作出临床诊断的技术。常用的基因诊断技术有：核酸杂交技术、聚合酶链技术（PCR）、DNA 测序技术、基因芯片技术等。

七、产前诊断

产前诊断又称宫内诊断，是对胚胎或胎儿在出生前是否患有某种遗传病或先天畸形作出准确的诊断。从而防止具有严重遗传病、智力障碍及先天畸形的患儿出生。

（一）产前诊断适应证

产前诊断适应证的选择原则，一是有高风险而危害较大的遗传病；二是目前已有对该病进行产前诊断的手段。当孕妇或孕妇的亲属有以下情况时，可进行产前诊断。

（1）年龄大于 35 岁的高龄孕妇。

（2）夫妇之一有染色体畸变，特别是平衡易位携带者。

（3）曾生育过染色体病患儿的孕妇。

（4）夫妇之一有先天代谢缺陷，或生育这种患儿的孕妇。

（5）有原因不明的自然流产史、畸胎史、死产或新生儿死亡史的孕妇。

（6）羊水过多的孕妇。

（7）夫妇一方有明显致畸因素接触史的孕妇。

（8）具有遗传病家庭或近亲婚配的孕妇。

（9）夫妇之一有神经管畸形或生育

知识链接

基因诊断在遗传病中的应用

运用专一性基因探针和限制性内切酶，可以直接对点突变和基因顺序重排进行检测。镰状细胞贫血的正常 β 珠蛋白的第 6 个密码子部位有一个 MstⅡ识别顺序 CCTGAGG，镰状 β 珠蛋白基因由于该部位 T 替换了 A，该顺序变成了 CCTGTGG，失去了 MstⅡ的切点，产生的片段也与正常片段不同，由此就可诊断镰状细胞贫血。

运用 PCR 技术与限制性酶切长度多态性（RFLP）相结合的方法，对血友病 A 进行基因诊断。首先用 PCR 技术将包含突变 DNA 的片段扩增出来，然后用识别位点的限制酶来酶解，电泳后直接检测多态性位点的状态。

过开放性神经管畸形儿的孕妇。

（二）产前诊断方法

1. 超声波检查

这是一项安全的、简便的、首选的产前诊断方法。B 型超声波的图像清晰、分辨力强，主要用于妊娠 6～12 周时胎儿畸形的诊断。对明显的肢体畸形、无脑儿、胎儿内脏畸形、胚胎发育异常、小头畸形等 200 多种先天畸形及多胎妊娠做出诊断。

2. 胎儿镜检查

胎儿镜又称羊膜腔镜或宫腔镜，是一种带有羊膜穿刺的双套管光导纤维内窥镜，能直接观察胎儿外形、性别和发育状况，可抽取羊水或胎血做各种检查，还可进行宫内治疗，检查的最佳时间是妊娠的 18～20 周。其缺点是操作困难，易引发多种并发症，故很少使用。

3. 羊膜穿刺术

羊膜穿刺术（amniocentesis）又称为羊水取样。在 B 超监视下，用消毒注射器取妊娠 16～20 周胎儿羊水的方法，是产前诊断最基本、较安全的方法之一。利用羊水中胎儿脱落的细胞进行染色体的分析、酶和蛋白质检测、性染色质检查。但取样时易使标本污染、胎儿或母体感染，且操作不便，故有人采用经腹壁获取绒毛的方法，降低感染的风险（图 10 - 6）。

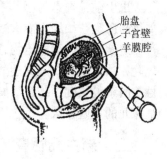

胎盘
子宫壁
羊膜腔

图 10 - 6 羊膜穿刺术

4. 绒毛吸取术

绒毛吸取术（chotionic villussampling）在妊娠早期诊断中常用。在 B 超监视下，经宫颈部吸取绒毛。绒毛组织可直接或经短期培养后进行染色体分析、生化检测和基因分析（图 10 - 7）。优点是在妊娠早期 7～9 周进行，但引起流产的风险较高。

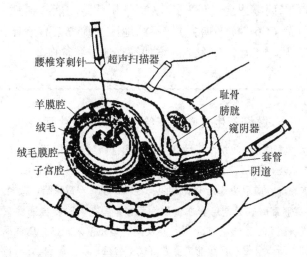

腰椎穿刺针　超声扫描器
羊膜腔
绒毛
绒毛膜腔
子宫腔
耻骨
膀胱
窥阴器
套管
阴道

图 10 - 7 绒毛吸取术

5. 脐带穿刺术

脐带穿刺术须在 B 型超声波扫描引导下，用两根细针经腹壁进入胎儿脐带，并抽取胎儿血样。穿刺时间最好在妊娠 18 周左右，用于胎儿染色体分析等。该技术成功率高，较安全。

此外，还有孕妇外周血分离胎儿细胞、植入前诊断等诊断方法。

第二节　遗传病的预防

遗传病病种多、发病率高，难治疗，预防遗传病的发生是降低发病率的主要手段。遗传筛查和遗传咨询是遗传病预防的重要环节。

一、出生前筛查

出生前筛查是对早、中期孕妇进行检查，从而发现高风险胎儿的一种筛查方法。如果高风险孕妇经产前诊断判断胎儿患病，可终止妊娠。目前采用的检测方法主要通过测定孕妇的血清标记物，结合遗传超声检查，对染色体病、开放性神经管缺损进行风险评估。如唐氏筛查是抽取 15～20 周孕妇血清，检测母体血清中甲胎蛋白和绒毛促性腺激素的浓度，结合孕妇的预产期、年龄、体重和采血时的孕周等，计算唐氏综合征患儿的危险系数。

二、新生儿筛查

新生儿筛查（neonatal screening）是指新生儿时期对某些遗传病进行症状前检查。其目的是对那些患病的新生儿在临床症状尚未表现之前或表现轻微时通过筛查，得以早期诊断、早期治疗。新生儿筛查的方法，一般是用静脉血作为材料，血样的采集是在婴儿出生后 3 天采取足跟血，滴在特定滤纸片上，形成血斑，晾干后进行检验。我国列入筛查的疾病有苯丙酮尿症（PKU）、先天性甲状腺功能减退症（CH）、葡萄糖 - 6 - 磷酸脱氢酶缺陷症（G6PD）（南方）。不同地区的筛查会有差异，如南京地区增加筛查先天性肾上腺皮质增生症，广东地区增加筛查地中海贫血。

> **知识链接**
>
> ### 做好新生儿筛查，给他们正常人生活
>
> 先天性甲状腺功能减退症多数是由于甲状腺功能异常所致。该病发生率较高，早期诊断和治疗效果明显。筛查方法是在干血片上测定促甲状腺激素（TSH）的含量。若 TSH 水平升高，而 T_4 水平降低，则为此病患者，应尽快补充 T_4，避免神经精神发育严重缺陷，减轻家庭和国家负担。
>
> 葡萄糖 - 6 - 磷酸脱氧酶缺乏症患者在食用蚕豆或某些药物时就会诱发急性溶血反应，引起肝、肾或心功能衰竭甚至死亡。该病在无诱因不发病时与正常人一样，危害不大，一旦发病，又属于严重遗传病之列。所以父母在怀孕前更要做好优生检查，以了解自己是否带有该疾病的基因，做好防治工作。此外，做好新生儿筛查将这类患儿筛查出来，避免吃蚕豆等，他们就可以像正常人一样生活。

三、携带者检出

携带者是指表型正常但带有致病遗传物质的个体。包括隐性遗传病的杂合体、染色体平衡易位的携带者、倒位染色体的携带者、表型正常的延迟显性和外显不全的个体。

携带者检出方法主要有：染色体检查、生化检查、基因检测等。携带者检出后，给予他们婚育指导及必要的产前诊断，对预防遗传病的发生有重要意义。

四、遗传咨询

遗传咨询是由咨询医生应用遗传学和临床医学的基本原理，与咨询者就其家庭中所发生的遗传病进行商谈的过程。这个过程是在一个家庭范围内预防严重遗传病患儿出生最有效的程序。

（一）遗传咨询的对象

临床上较常见的咨询对象是：①夫妻多年不育者；②夫妇双方或家系成员患有某些遗传病或先天畸形者；③35 岁以上的高龄产妇；④曾有原因不明的习惯性流产、死产及新生儿死亡史的夫妇；⑤曾生育过遗传病患儿的夫妇；⑥有过致畸因素接触史的人员；⑦不明原因的智力低下者；⑧有原发性闭经和原因不明的继发闭经者；⑨常规检查或常见遗传病筛查发现异常者。

（二）遗传咨询的步骤

1. 准确诊断

主要是通过病史、家族史来绘制完整的家系谱图，再结合遗传学诊断的特殊方法及辅助检查，做出明确的诊断。

2. 确定遗传方式

确诊后，即可分析该病的遗传方式。但要注意有表型模拟和遗传异质性的疾病。

3. 估计再发风险

再发风险的估计是咨询者最关心的问题，也是遗传咨询的核心内容。

4. 提出对策和措施

根据再发风险率大小，对咨询者作婚姻和生育指导，提出对策和措施，如停止生育、终止妊娠、产前诊断及人工授精等。陈述各方案的利弊，供其参考与选择。

5. 随访和扩大咨询

为了证实咨询者所提供信息的可靠性，观察咨询效果，医生要进行回访，进一步扩大访谈范围，追溯患者家庭成员的患病情况，查明携带者，提出预防对策及治疗方法。

（三）遗传咨询的案例

案例1：某妇女，32 岁，曾生育过一先天愚型患儿，现再次妊娠，惧怕再生同病患儿前来咨询。

先天愚型，是由于患者细胞中多了一条 21 号染色体造成的。患者有三种核型，多数为 21 三体型，占 92.5%，少见嵌合型和易位型。

首先要对患儿和双亲做染色体核型分析，如双亲正常，患儿是典型的 21 三体型，则怀疑是患儿本身染色体畸变引起的，发病率为 1/800～1/600。该女性已 32 岁，则再发风险会增加 6～10 倍。如发现夫妇一方为易位型携带者，则风险率大大增高。不论怎样，再次妊娠时，必须做产前诊断，以确定胎儿的核型是否正常。最好能做扩大的家庭遗传咨询。

案例 2：一对新婚夫妇（非近亲婚配），由于女方的弟弟患有苯丙酮尿症（PKU），害怕今后会生育 PKU 患儿前来咨询。

PKU 为 AR 遗传病。首先要证实女方弟弟是否确为 PKU 患者，如果证实，则其父母应为杂合子携带者，则女方为携带者的概率为 2/3。男方为携带者的概率可从我国 PKU 人群发病率计算出为 1/16500。由此算出致病基因频率约为 1/130，携带者的频率为 1/65，故生育患儿风险为 $1/65 × 2/3 × 1/4 = 1/390$，风险率不很高，但应告知最好去做产前诊断。

案例 3：一对夫妇（非近亲婚配），由于女方的弟弟患有假肥大型肌营养不良症（DMD）而夭亡，担心会生育这样的患儿，前来咨询。

DMD 的 2/3 病例是 XR 遗传病，主要是男孩发病，女性为致病基因的携带者；有约 1/3 病例为散发，没有家族史，是由基因突变造成。因此首先要做的是系谱分析和携带者检出工作。

病例中女方的弟弟是 DMD 患者，提示这个家庭中的女性亲属可能是携带者，因此应该进行扩大的家庭遗传咨询。通过系谱分析和肌酸磷酸激酶（CPK）检测来检出携带者。若女性的 CPK 活性增高，则为携带者，她生男孩患病风险为 1/2，生女孩不会患此病，但仍有 1/2 可能为携带者，可通过产前诊断，选择女性胎儿，降低 DMD 的发生风险。如果能应用基因诊断方法，对所怀男胎排除 DMD 基因的突变，仍可生育正常男胎。

遗传咨询是一项复杂细致的工作，咨询医生要抱着同情的态度，尽量与咨询者关系融洽，取得患者及其亲属的信任和合作。对于遗传问题，应力求解释清楚；在推算遗传病再发风险时，医生不能、也不应该做出保证；对于各种对策，既不能替他们做决定，也不能强迫他们做选择。

第三节　遗传病的治疗

随着分子生物技术的发展和应用，越来越多的遗传病的发病机制得以阐明，遗传病的治疗已从传统的手术治疗、药物治疗、饮食治疗，跨入基因治疗时代，为根治遗传病展现出光明的前景。

一、手术疗法

遗传病往往带来组织器官的损伤，通过手术可以矫正畸形、改善症状或替换病损组织器官。例如先天性心脏病的手术矫正；唇裂或腭裂的修补；多指（趾）症的切除等；通过切除脾治疗某些遗传性溶血；回肠－空肠旁路术可使肠管胆固醇吸收减少，从而降低高胆固醇血症患者的血胆固醇浓度。

知识链接

脊柱裂胎儿宫内手术预后好

脊柱裂的发生原因是脊椎骨未正常包围脊髓，脊柱神经暴露在外，造成患者腰部以下瘫痪、或必须靠支架辅助行走，且无法自行控制大小便。

医生一般都会等到婴儿出生才进行手术，美国一项临床试验结果显示，治疗脊柱裂手术最佳时机是在子宫中进行。手术为早期剖宫产，妊娠 26 周时，将孕妇和胎儿全身麻醉，打开母亲子宫，找到胎儿背部位置，直接对脊柱两旁的组织加以缝合，接着再缝合子宫，让胎儿继续发育。

医师随访婴儿至两岁半时发现，在胎儿时期接受手术的患者，心智发展和行动能力较佳，41.9% 的孩童不需靠拐杖或支架即可行走；而出生后才接受手术的孩童，则为 20.9%。可见脊柱裂胎儿宫内手术预后效果明显好于出生后手术。

二、药物和饮食疗法

若遗传病发展到各种症状已经出现，组织器官已经受到损害，就要对症治疗。其治疗原则是：补其所缺、去其所余、禁其所忌。

（一）补其所缺

分子病及酶病多数是由于蛋白质或酶的缺乏引起，故补充缺乏的蛋白质、酶或它们的终产物，常可收效，但这种补充一般是终生性的。

如性染色体病患者，多数都有第二性征发育迟缓特征，补充性激素可促第二性征发育。先天性无丙种球蛋白血症患者，补充丙种球蛋白制剂；垂体性侏儒症患者补充生长激素。

（二）去其所余

由于酶促反应障碍，体内贮存过多"毒物"，可使用多种理化方法将过多的毒物排除或抑制其生成，使患者的症状得到明显的改善。如肝豆状核变性患者是由于体内铜代谢异常，铜在肝细胞和神经细胞中蓄积过多，损伤细胞，所以在限制铜摄入的同时，用螯合剂 D－青霉胺促进铜的排出，就可以缓解患者症状。

（三）禁其所忌

由于酶缺乏不能对底物进行正常代谢的患者，可限制底物的摄入量或减少患者对所忌物质的吸收，以达到治疗的目的。苯丙酮尿症患儿，可在出生后 3 个月内，给予低苯丙氨酸饮食，可防止患儿神经损伤，促进其智力发展。目前针对不同的代谢病已设计出 100 多种特殊奶粉和食谱。

三、基因治疗

基因治疗（gene therapy）是指运用 DNA 重组技术设法修复患者细胞有缺陷的基因，使细胞恢复正常功能，而达到预防和治疗遗传病目的的一种临床治疗技术。是治疗遗传病最理想的方法。

基因治疗的策略有基因修正、基因替代、基因增强、基因抑制或基因失活等。

1990 年 Andersor 等人，向两例罕见的先天性免疫缺陷病腺苷脱氨酶（ADA）缺乏症的患儿体内，导入正常腺苷脱氨酶基因，开创了人类基因治疗的先河，并获得成功。目前已有 20 种遗传病被列入基因治疗的主要对象，其中部分疾病研究已进入了临床试验阶段。基因治疗作为治疗疾病的新手段正越来越受到人们的关注和重视，将成为根治遗传病、改善人类遗传素质的重要手段。

知识链接

维多利亚女王的悲剧不再重演

英国维多利亚女王政绩显赫，开辟了"维多利亚时代"，可是她也把血友病的悲剧传说写进了医学史。女王和她的女儿是血友病致病基因的携带者，她们与欧洲的其他皇室联姻，使血友病在皇室中蔓延，竟有 10 人死于该病，被称为"皇室病"。

现在，血友病的致病基因已经被克隆，从分子水平对该病进行诊断和产前诊断成为可能。1991 年，我国薛京伦教授领导的研究小组，对血友病 B 患者进行了世界上首次基因治疗的临床试验。研究人员从患者身上获取皮肤成纤维细胞进行体外培养，再将带有正常凝血因子 IX 基因的病毒导入培养的成纤维细胞中，并大量繁殖。安检后，将带有正常基因的成纤维细胞回植入患者皮下。治疗后患者体内凝血因子 IX 浓度上升，症状减轻，出血次数减少，成为我国在基因治疗领域中的一个标志。1999 年血友病 A 基因治疗在美国也进入临床试验。女王生不逢时，如果生在现在，她的悲剧将不再重演。

 ### 小 结

遗传病严重危害人类健康，遗传病的诊断主要包括临床诊断、系谱分析、皮肤纹理分析、细胞遗传学检查、生化检查、基因诊断、产前诊断。准确诊断是遗传病预防和治疗的前提。

降低遗传病发生率的主要手段是做好预防工作，可以通过出生前筛查、新生儿筛查、携带者检出和遗传咨询，防止遗传病患儿的出生或在个体临床症状出现前作出预防，以提高他们的生活质量。

目前，对遗传病的治疗已从传统的手术治疗、药物和饮食治疗，跨入基因治疗时代，并已获得临床试验成功，为彻底根治遗传病展现美好前景。

学习医学遗传学知识的目的，是用理论知识解决实际问题，本章内容既是对前面知识的综合运用，又融合了很多的临床医学知识。在学习过程中要调动大脑中已储备的大量知识，理清思路，层层推理，由点到面，把握每个知识点间的内在联系，循序渐进，一定能学会遗传病的诊断、预防和治疗的基础理论知识。

目标检测

一、名词解释

遗传病的诊断　　系谱分析　　生化检查　　基因诊断　　产前诊断
遗传病的预防　　遗传筛查　　新生儿筛查　　遗传咨询　　基因治疗

二、选择题

1. 家系调查的最主要目的是（　　）
    A. 了解发病人数　　　　　　　　　　　　B. 了解疾病的遗传方式
    C. 了解医治效果　　　　　　　　　　　　D. 收集病例
    E. 便于与患者联系

2. 不能进行染色体检查的材料有（　　）
    A. 外周血　　　　　　B. 血清　　　　　　C. 绒毛膜
    D. 肿瘤　　　　　　　E. 皮肤

3. 生化检查主要是指针对_____的检查（　　）
    A. 病原体　　　　　　B. DNA　　　　　　C. RNA
    D. 微量元素　　　　　E. 蛋白质和酶

4. 羊膜穿刺的最佳时间在孕期的（　　）
    A. 1~5 周　　　　　　B. 6~10 周　　　　　C. 11~15 周
    D. 16~20 周　　　　　E. 20 周以上

5. 绒毛取样法的缺点是（　　）
    A. 取材困难　　　　　　　　　　　　　　B. 需孕期时间长
    C. 流产风险高　　　　　　　　　　　　　D. 绒毛不能培养
    E. 周期长

6. 染色体检查（或称核型分析）是确诊____的主要依据（　　）
    A. 单基因病　　　　　B. 分子病　　　　　C. 染色体病
    D. 多基因病　　　　　E. 线粒体病

7. 下列不是染色体检查的指征（　　）
    A. 智力低下者　　　　B. 继发性闭经　　　C. 多发性流产
    D. 性腺以及外生殖器发育异常者　　　　　E. 35 岁以上的高龄孕妇

8. 生化检查特别适用于下列疾病的检查（　　）
    A. 分子病　　　　　　B. 先天性缺陷　　　C. 免疫缺陷
    D. 遗传代谢缺陷病　　E. 以上都是

9. 脐带穿刺时间最好在妊娠____周左右进行（　　）
    A. 6　　　　　　　　　B. 10　　　　　　　C. 18
    D. 20　　　　　　　　　E. 30

10. Down 综合征的确定必须通过（　　）
    A. 病史采集　　　　　B. 染色体检查　　　C. 症状和体征的了解

D. 家系分析　　　　E. 基因检查

11. 苯丙酮尿症的血清检测物是（　　　）

　　A. 赖氨酸　　　　　B. 苯丙氨酸　　　　C. 苯丙酮酸

　　D. 酪氨酸　　　　　E. 丙氨酸

12. 遗传咨询的主要步骤包括（　　　）

　　A. 准确诊断　　　　　　　　　　　B. 确定遗传方式

　　C. 对再发风险的估计　　　　　　　D. 提出对策和措施

　　E. 以上都是

13 目前，饮食疗法治疗遗传病的基本原则是（　　　）

　　A. 少食　　　　　　B. 多食肉类　　　　C. 口服维生素

　　D. 禁其所忌　　　　E. 补其所缺

14. 对唇裂、腭裂的手术治疗的方法是（　　　）

　　A. 矫正　　　　　　B. 修补　　　　　C. 替换

　　D. 切除　　　　　　E. 移植

三、简答题

1. 简述遗传病诊断的主要方法。

2. 什么是产前诊断？其主要技术有哪些？

3. 简述遗传病预防应从哪几方面入手。

4. 简述遗传病的治疗原则。

5. 说明遗传咨询的步骤。

四、案例分析题

　　小张夫妇的第一个儿子只活了 1 小时就夭亡了，第二个孩子在临产前胎死腹中。小张夫妇在绝望中开始思考：是不是我们有什么问题？医生给他们做了多项化验，又详细询问了双方家族史，得知女方的父亲患有血友病。

　　请解答以下问题：①本病是遗传病吗？有什么遗传规律？②婚前检查能预防患儿出生吗？③小张怎样才能生出健康的孩子？

（肖立英）

实验七　人类皮肤纹理观察与分析

【目的要求】

（1）掌握皮肤纹理的测定和分析方法。

（2）了解正常人皮肤纹理特点及临床意义。

【实验用品】

（1）器材　瓷盘、人造海绵垫、黑色印油（或红色油墨）、8K 白纸、直尺、放大镜、量角器、铅笔、纱布。

（2）材料　皮肤纹理调查表。

【内容与方法】

（一）皮肤资料印取方法

（1）将黑色印油适量地倒入瓷盘的海绵垫上，用纱布涂抹均匀，再把白纸平铺于桌面上，准备取印。

（2）受检者洗净双手，擦干后将手掌按在海绵垫上，使掌面获得均匀的印油（注意不要来回涂抹，印油量要适中）。

（3）按压法印取掌纹。先将掌腕线放在白纸上，然后从后向前依掌、指顺序逐步轻轻放下，手指自然分开，适当用力按压手背，尤其是腕部、掌心及手指基部，以免漏印。起手掌时，先将手指翘起，而后是掌和腕，这样便可获得满意的掌纹（注意不可加压过重，不可移动手掌和白纸，以免使皮纹重叠或模糊不清）。

（4）滚动法印取指纹。印时，取印的手指伸直，其余手指弯曲，将手指由一侧向另一侧轻轻滚动 1 次，逐一将指纹印取在表的相应位置上（切勿来回滚动，以免图像重叠）。注意印出手指两侧的皮纹，记下 10 个手指的顺序。

（二）皮肤纹理分析

选取不同人的不同皮肤纹理，用放大镜进行观察：计数并分析指纹、掌纹及∠atd 等。

1. 指纹

手指末端腹面的皮纹，可分为弓形纹、箕形纹和斗形纹 3 种类型。判断依据：皮纹线的走向和形态；有无三叉点；有无圆心（实验图 7 - 1）。

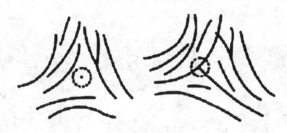

实验图 7 - 1　三叉点、三叉角、三辐线示意图

（1）弓形纹　弓形纹可分为简单弓形纹和帐篷形弓形纹。简单弓形纹的特点：皮纹线由手指的一侧走向另一侧，中部隆起呈弓形，无三叉点和圆心。帐篷形弓形纹与简单弓形纹基本相同，只是弓形弯度较大，呈帐篷状。18 三体综合征弓形纹比例较高（实验图 7 - 2a）。

（2）箕形纹　箕形纹可分为尺箕和桡箕。箕形纹的特点是：皮纹线由一侧发出，斜向上弯曲后又回到原侧，出现 1 个三叉点和 1 个圆心。按箕口朝向分为：箕口朝向本手小指侧，即尺骨方向者称尺箕或正箕；箕口朝向本手拇指侧，即桡骨方向者称桡箕或反箕。先天愚型尺箕比例高（实验图 7 - 2b）。

（3）斗形纹　分为简单斗形纹和双箕斗形纹。简单斗形纹的特点是：皮纹线呈螺旋形或同心圆形，一般有一个圆心，两个三叉点。双箕斗形纹是由两个斗形纹互相绞结而成（图 7 - 2c）。

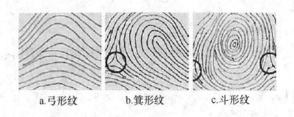

a.弓形纹　　　　b.箕形纹　　　　c.斗形纹

实验图 7 - 2　指纹示意图

2. 嵴纹数目的计数

指嵴纹的计数：弓形纹无纹心和三叉点，计数为零。箕形纹从纹心向三叉点连直线，计算经过直线的嵴线数（连线起止点处嵴线不计算在内）。斗形纹有两个三叉点，从纹心分别向三叉点连直线，分别算出嵴纹数，在计算嵴纹总数时，只取其中较大的数值（实验图 7 - 3）。

3. 指嵴纹总数（TFRC）

TFRC 总数等于双手 10 个指的嵴纹数相加之和。

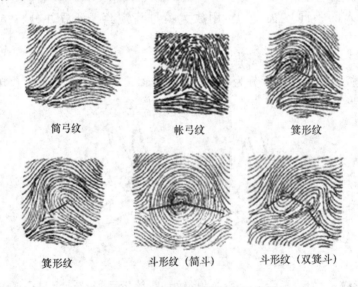

简弓纹　　　　　　帐弓纹　　　　　　箕形纹

箕形纹　　　　斗形纹（简斗）　　　斗形纹（双箕斗）

实验图 7 - 3　指纹的嵴线计数示意图

4. 褶纹

褶纹是手指和手掌的关节弯曲活动处形成的明显可见的褶线。可分为指褶纹和掌褶纹（实验图 7 - 4）。

（1）指褶线　正常人除拇指仅有 1 条指褶纹外，其余 4 指均有 2 条指褶纹。某些染色体病患者，如 21 三体、18 三体患者中其第 5 指仅有 1 条指褶线。

（2）掌褶纹　正常人的手掌有 3 条呈"爪"字形的褶纹，分别称为大鱼际纵褶纹、近侧横褶纹和远侧横褶纹。有时近、远 2 横褶纹连成 1 条线，呈水平通贯全掌，称通贯手。先天愚型出现率为 50%，正常人为 5%。远侧横褶纹与近侧横褶纹在掌心处借短小的褶线相连形如搭桥，称为桥贯手或变异 I 型；远侧横褶纹与近侧横褶纹彼此贯通，但在通贯的横褶上下方各有一分叉的小褶，称为叉贯手或变异Ⅱ型；近侧横褶纹通贯全掌，而远侧横褶纹走行正常，多见于澳大利亚人，故称悉尼掌。

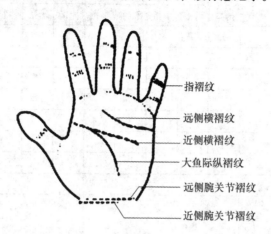

实验图 7 - 4 正常人的指、掌褶纹

5. 掌纹

（1）掌纹 可分为3个构型区，即大鱼际区、小鱼际区和 $I_2 - I_4$ 指间区。

大鱼际区位于拇指下方；小鱼际区位于小指下方；指间区是指 2～5 个手指的基部。掌面各有一个三叉点，分别称 a、b、c、d（实验图 7 - 5）。

（2）a-b 嵴纹数值计算 通过 a、b 两个三叉点连直线，计算经过的嵴纹数。

（3）三叉点 t 的测量方法 在第 2、5 手指基部的掌面各有一个三叉点，分别称 a、d，在手掌基部大、小鱼际之间有 1 个三叉点，称 t；由 t 向 a、d 连直线形成的夹角称 ∠atd，用量角器测量其角度。我国正常人 ∠atd 的平均值在 40°～45°，某些染色体病患者，∠atd 可超过 50°，甚至达 70°以上。∠atd 大于 45°是染色体异常所致的先天愚型患者的特殊表型（实验图 7 - 6）。

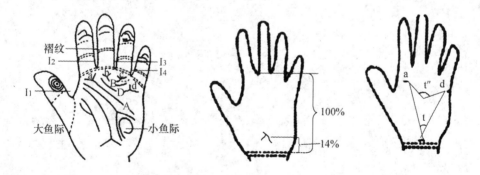

实验图 7 - 5 正常人掌纹特点　　实验图 7 - 6 t 距、掌距图解及 ∠atd

【实验报告】

（1）将本人皮肤纹理的各项调查结果填入表内。

（2）手掌指纹与遗传病的关系如何？有何实际意义？

实验表 7 - 1　皮肤纹理调查表

项目		左手					右手					两手合计
		拇指	示指	中指	无名指	小指	拇指	示指	中指	无名指	小指	
纹类型	弓形纹											
	尺箕											
	桡箕											
	斗形纹											
	指褶纹数											
	指嵴纹数											
	指嵴纹总数											
掌	∠atd											
	手掌褶纹（普通型、通贯手或变异型）											
备注												

（李永鑫）

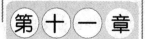

第十一章

遗传与优生

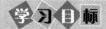

掌握优生学的概念及优生学主要措施。

熟悉影响优生的各种因素。

了解现代优生学的研究内容。

专家透露，我国自 1986 年开展出生缺陷监测以来，新生儿出生缺陷几乎都处于高发状态。全国早就有将近一成的家庭生育过缺陷儿，承受过或仍在承受出生缺陷带来的痛苦。而且，这种不幸现在还在扩大。我国每年出生新生儿 2000 万人，按 5% 的出生缺陷率来计算，就意味着每 30 秒，我国就增加 1 名缺陷儿，每年新增出生缺陷儿 120 万人左右，给患者和家庭都造成了沉重的精神负担和经济损失。

育龄夫妇应该采取什么措施才能保证孩子正常呢？你知道孕期要做优生检查吗？你知道孕期不能做胸透吗？怀孕的女性为什么不能养宠物？患有不孕不育的夫妻还有办法生育一个健康的孩子吗？诸如此类的问题都是本章所涉及的。

生育先天素质优良的后代，是每对年轻夫妇的共同愿望。随着科学的发展，我们逐渐了解到影响孩子出生素质的因素是多方面的，要把握这些因素，就要学习一些优生的基础知识。

第一节 优生学概述

一、优生学概念

优生学是以医学遗传学的基本原理和方法为基础，研究并改善人类的遗传素质，减少或防止出生缺陷，达到生育优良后代目的的一门学科。优生学是一门多个学科相互交叉和渗透的综合性学科，它涉及到遗传学、胚胎发育学、妇产科学、病原生物学、药理学、心理学、营养学等多门科学。

按照优生学研究的任务，优生学可分为正优生学和负优生学两大学科。正优生学又称演进性优生学，还称为积极优生学，主要研究如何增加后代体内的有利基因数量，进而达到使后代的遗传素质提高的目的。负优生学又称为预防性优生学，也可叫做消极优生学，主要研究如何防止或减少严重遗传病孩子的出生，使人群中已出现的有害基因不能遗传到后代体内，进而达到优生的目的。

二、现代优生学研究内容

随着遗传学和各个相关学科的快速发展，现代优生学也有了更多的研究内容，按照相关学科研究范围可以分为基础优生学、临床优生学、环境优生学和社会优生学等四大学科。

1. 基础优生学

主要依靠基础医学的理论和方法，研究人类出生缺陷的各种遗传因素、发病机制、诊断方法及预防措施等多个方面。目的是达到尽量降低遗传病的发生概率，最终提高全人类的出生素质。例如在特定地区对遗传病的种类、分布和发生率进行调查，就属于基础优生学的研究范畴，研究结果可为当地优生政策和措施提供实用的信息。

2. 临床优生学

主要从临床医学方面研究与优生密切相关的医疗措施，包括优生手术、婚前检查、婚前咨询、产前诊断、分娩监护、围生期保健及新生儿保健等。

3. 社会优生学

优生工作是非常复杂的社会系统工程，它涉及到人口学、社会学、教育学、心理学和法律等社会科学。从社会科学方面研究有关的优生政策、推进优生法规的建立、开展优生教育宣传，使优生工作群众化、社会化，最终达到提高全民族、全人类的先天素质是社会优生学的主要目的。

4. 环境优生学

主要研究环境与优生的关系，减少环境污染对优生的影响。近代以来，全世界工业进程逐渐加快，各种理化及生物有害因素对人类健康的影响越来越大，所以必须采取措施尽力消除环境因素对人类的生殖影响。

第二节　影响优生的因素

多种因素可影响胚胎在宫内的正常发育。Nelson 指出，人类的出生缺陷，遗传因素占 36%，环境因素占 20%，原因不明的占 44%，所以，遗传因素和环境因素是影响优生的重要因素。以下从遗传因素、环境因素、孕妇用药、孕妇营养、孕妇心理、孕妇疾病以及孕妇不良嗜好等方面做介绍。

一、遗传因素

遗传因素是影响优生的首要因素，在前面章节中已多有论述，现只作简要的三点总结。①新的基因突变的危害：基因突变对人体来说多数是有害的，若配子发生突变后受精，那么后代将患有某种遗传病。让我们感到欣慰的是，基因突变是比较稀有的，其突变频率约为每代 1 万至 100 万个生殖细胞中，才会发生一次基因突变；②现有致病基因的危害：夫妻体内已有的显性或隐性致病基因遗传给后代是导致后代患病的又一原因，包括单基因遗传病、多基因遗传病和线粒体遗传病，其中多基因遗传病还受到不同程度环境因素的影响，线粒体遗传病具有母系遗传的特点；③染色体异常的危害：夫妻本身就携带有不正常的染色体并将之遗传给后代导致后代患有染色体病。还有一种情况是胚胎早期发生染色体异常也能导致染色体病患儿出现。

二、环境因素

（一）生物因素

生物因素是影响优生的重要因素之一，特别是母亲孕期受到病原微生物感染，这些病原体通过胎盘屏障或子宫颈上行感染胎儿，除引起死胎外，还会导致胎儿宫内发育迟缓，甚至畸形。对孕期胎儿有重大影响的病原微生物有以下几种。

1. 弓形虫感染

弓形虫是一种人畜共患病，主要通过猫、兔、狗和猪等哺乳动物传染给人类。孕妇受到弓形虫的感染后，不论有无临床表现，其中有 40%～50% 的孕妇通过胎盘垂直传播给胎儿，导致脑积水、脑钙化、视网膜炎等，或引起流产、早产、死产。因此，孕妇要避免与猫、犬等动物密切接触，不吃生的或未熟的肉、禽，防止弓形虫感染。

2. 风疹病毒感染

人是风疹病毒（RUV）的唯一宿主，风疹病毒感染胎儿器官后，可能引起细胞染色体断裂，抑制细胞有丝分裂，影响 DNA 的复制，造成被感染器官的发育分化受到破坏而出现畸形，进而引起流产、死产、早产和新生儿出现白内障、耳聋、先天性心脏病和发育障碍为主要表现的先天性风疹综合征。妊娠第一个月感染风疹发生先天性风疹综合征的概率可高达 50%，第二个月感染的发生率可达 30%，第三个月为 20%，第四个月为 5%。可见妊娠早期感染风疹的危险性很高。因此，育龄妇女应接种风疹疫苗，有风疹接触史的孕妇应监测风疹病毒特异性 IgM 抗体。

3. 巨细胞病毒感染

巨细胞病毒（CMV）感染在人群中非常普遍。我国先天性 CMV 感染率为 0.5%～1.12%。感染若发生在孕早期（3 个月内）可引起胎儿畸形，最易受到侵害的器官是脑，导致新生儿智力低下、精神异常、耳聋和脉络膜视网膜炎等。

4. 单纯疱疹病毒感染

单纯疱疹是最常见的人类皮肤黏膜感染性疾病。孕妇感染单纯疱疹病毒（HSV）后可引起胎儿的宫内感染，产生的毒素可影响到胎儿的生长发育，也可引发胎儿畸形，如小头畸形，眼球小，视网膜发育不全和脑钙化等，使死胎和流产概率增加。孕妇进行安全性生活可减少 HSV 传播的风险。

5. 乙型肝炎病毒感染

乙型肝炎病毒（HBV）是乙型肝炎的病原体。孕妇患乙型黄疸型肝炎较易发展为重症肝炎，引起流产、早产、新生儿死亡等。

6. 梅毒螺旋体感染

梅毒是由梅毒螺旋体引起的性传播疾病。梅毒螺旋体可通过胎盘引起胎儿先天性梅毒，多发生在妊娠 4 个月后，可导致早产、死产或多个脏器的严重损害。所以，怀孕后的筛查是预防先天性梅毒的关键。

（二）物理因素

物理因素是指人们在日常生活中存在的环境条件。包括高温、射线、噪声等。

1. 高温

高热对胎儿有明显的致畸作用，人脑在早期的发育中对热是非常敏感的、最易受到高热的伤害。孕妇如果患有感冒或洗桑拿浴等因素造成身体高温，会影响到早期胚胎的发育并造成出生缺陷。其中最常见的危害是对中枢神经系统的伤害，如神经管畸形、小头畸形等。此外，在我国北方地区，电褥子是夜晚睡眠时取暖的一种方式，因其有可能产生局部高热，故孕妇不要使用。

2. 电离辐射

大剂量的电离辐射对人有明显的致畸作用。医用诊断 X 线机是世界上最大的人为辐射因素，我国医院中的胸部透视、胃肠透视、节育透视等都是通过 X 线来完成的，人均检查的频率较高。因为孕妇接受 X 线照射容易让胎儿发生流产、畸形或产生功能性缺陷，所以 X 线检查一般不能用于孕妇，尽量以超声检查代替 X 线检查。另外，超声波、视屏作业（比如电脑、电视和手机）虽然还没有发现明显的或瞬间的损害，但随着人们接触频率的增加，对后代的不良影响要到孩子几岁或更大才表现出来，因此建议孕妇尽量避免不必要的超声波检查和减少视屏作业，以确保后代的健康。

3. 噪声和振动

噪声对胎儿的听觉发育、智商和出生体重有明显的影响。调查表明纺织女工的子女听力损失者、智商下降者和低出生体重儿都有所增多。另外，全身性振动可使女性盆腔内器官的血液循环变化，以致引起妇女月经异常、胎儿流产或早产、胎儿窒息等不良情况。

（三）化学因素

化学因素对人体健康的影响日益受到人们的关注，特别是孕妇接触铅、汞、砷等重金属和农药均可影响胎儿正常发育。

铅在自然界是普遍存在的有毒重金属元素，在油漆、蓄电池、放射防护材料和汽车防爆剂中应用较广。如汽车尾气中的铅对空气的污染已经相当严重；谷物和蔬菜能直接从铅污染的土壤中吸收铅而受污染；松花蛋的传统制作中，由于要加入氧化铅也成了一种铅污染的食品；还有铅质焊锡制作的罐头，对其内的食物也会造成污染等。儿童、新生婴儿和胎儿是最为敏感的人群，发生慢性铅中毒的儿童可导致生长迟缓、智力降低等症状。

汞也是广泛存在于自然界的一种重金属元素，水中的甲基汞首先被浮游生物、草鱼、食肉鱼依次摄入体内而得以富集，人类在摄食鱼类后进入人体。汞可以引起男性精子数量减少、畸形率增加；女性卵子畸形、不良妊娠、流产、死产和婴儿先天缺陷等。

有机溶剂主要有苯及苯系物、二硫化碳、卤代烃等。长期接触高浓度的苯、甲苯、二甲苯，对男女生殖功能都有损害。

多氯联苯（PCBs）的化学性质稳定被广泛应用于油漆、润滑油、农药。PCBs 影响男性的生精功能，孕妇体内的 PCBs 会通过胎盘对胎儿造成不良的影响，出生后通过乳汁影响新生儿，导致后代发育异常，比如发育迟缓、畸形、智力低下、死胎等。

农药对食品造成重大污染。孕妇摄入污染的食品后，通过胎盘可以将农药输入胎儿体内造成胎儿发育畸形、自然流产、早产或死产。例如，有机磷农药中的六六六和 DDT 是历史上大规模使用过的高残毒农药，DDT 可抑制雄激素与雄激素受体结合而干扰精子的发生，使精子数量减少、活力下降。DDT 积累过多的孕妇会出现妊娠中毒、肾病、胎儿窒息、胎儿畸形、早产等现象。

三、营养因素

孕妇营养失衡或吸收障碍导致的营养不良会直接影响自身和胎儿的营养需要，进一步会导致胎儿发育迟缓、胎儿畸形和新生儿患病率提高。

（一）蛋白质

孕妇的蛋白质摄入不够，会直接影响细胞的生长、分化和增殖，可导致胎儿发育迟缓、体重轻、脑发育不良等。孕妇出现妊娠高血压和产后乳汁稀少的几率大为增加。妊娠 12～18 周和妊娠后 3 个月至婴儿出生 6 个月内，是蛋白质需求较大的时期，可着重增加孕妇和婴儿的蛋白质摄入量。

（二）脂类

脂类是人体内重要的能源物质，磷脂在脑的发育过程中具有加速脑细胞分裂的作用，孕妇体重增加所累积的脂肪对产后乳汁的分泌是必要的。孕妇若缺乏脂类，将影响胎儿脑和神经系统的发育。另外，脂类的摄入不足还会降低孕妇对脂溶性维生素的吸收效果。

（三）糖类

糖类是最主要的能源物质，妊娠期由于胎儿的生长和孕妇脂肪含量逐渐提高，使孕妇对供能物质的需求量必然加大。孕妇摄入热能的多少与婴儿出生时的体重关系密切。

（四）维生素

多数维生素（vitamin）在人体内不能合成，必须从食物中直接摄取才行。维生素在孕妇体内缺乏或摄入过量，都能引起胎儿发育不良。

1. 维生素 A

维生素 A 是通过简单扩散的运输方式经胎盘从母体转运给胎儿的，所以孕妇的摄入量直接会对胎儿造成影响。研究表明，孕妇维生素 A 缺乏会导致早产、胎儿发育迟缓、出生低体重儿，若严重缺乏可能导致婴儿出现无眼、小头畸形和智力发育障碍等。一般孕妇补充维生素 A 每天的剂量不超过 0.8mg。

2. 维生素 D

维生素 D 主要功能是调节钙、磷的代谢，促进肾小管对钙、磷的重吸收。孕妇维生素 D 缺乏对胎儿骨骼和牙齿的发育有很大的影响，进而导致新生儿骨骼和牙釉质发育不良，易患龋齿，严重缺乏时可引起先天性佝偻病。

3. 维生素 E

维生素 E 是机体重要的抗氧化剂，有保护组织结构完整性和维持正常生殖功能的重要作用。孕妇维生素 E 缺乏可导致胎儿发育畸形和新生儿溶血性贫血。

4. 维生素 C

维生素 C 又称抗坏血酸，也是体内重要的抗氧化剂，主要存在于新鲜蔬菜和水果中。孕妇体内维生素 C 缺乏会造成流产、早产。

5. 叶酸

流行病学调查显示，叶酸缺乏与新生儿的神经管缺陷有关。我国卫生部门建议，所有育龄妇女从计划妊娠起到孕后 3 个月，每天应补充 0.4mg 的叶酸，以预防神经管缺陷的发生。

（五）无机盐和微量元素

1. 钙

钙是骨骼和牙齿的主要成分，胎儿的骨骼和牙齿的钙化是从母体内开始的，如果孕妇严重缺钙或长时间钙供给不足，胎儿的骨骼和牙齿发育将受到明显的影响，可引起先天性佝偻病。奶制品、海产品和豆制品中的钙含量较高。

2. 铁

孕妇缺铁性贫血可使母子间的氧气交换降低，从而相应的增加胎儿出生缺陷的危险性，导致胎儿发育迟缓，出生低体重儿。严重者胎儿易患缺铁性贫血。一般孕妇在妊娠后期应该增加铁的摄入量，多吃一些含铁丰富的食物，如动物肝脏、蛋黄类、瘦肉和绿色蔬菜等。

3. 碘

碘对胎儿和婴幼儿的脑细胞、神经系统的发育及组织的分化和生长具有很重要的作用。孕妇严重缺碘能导致胎儿生长迟缓、智力低下、甲状腺功能减退、严重者发生克汀病（呆小症、侏儒症）。孕妇补碘可多吃海产品和动物性食物。但也要注意，当孕妇补碘过量时，会使新生儿出现甲状腺功能异常及甲状腺肿大。

4. 锌

锌是人体内许多重要金属酶的组成成分或酶的激活剂，与蛋白质、核酸的合成代谢关系密切，对细胞分裂、生长和分化产生一定的影响。孕妇如果缺锌，胎儿发育就会受到影响，出现先天畸形（唇裂、腭裂、小眼或无眼、脊柱裂、腿畸形、并趾、室间隔缺损、肺叶缺失和尿道下裂等）的概率增大。新生儿异常的产妇血锌含量一般都低于正常产妇。孕妇补锌可多食含锌高的食物，如动物肝脏、瘦肉、海产品等。

另外，孕妇还应需要补充铜、镁、锰和硒等微量元素。

四、心理因素

孕妇的心理状态可通过内分泌改变影响胎儿的发育。孕妇心态良好，感情融洽，是优生的重要因素，在夫妻感情融洽、家庭气氛和谐、孕妇心态良好的环境下，受精卵就会"安然舒适"地在子宫内发育，将来孩子出生后就会更健康、聪明。如果孕妇经常心境不佳，忧愁苦闷，急躁烦恼，恐惧紧张，会使胎儿脑血管收缩，减少脑的供血量，从而影响脑发育。据 Eichman 报道，德国在法西斯希特勒上台前的 7 年里，新生儿神经管畸形发生率为 1.25%，在希特勒法西斯统治后的 7 年内，该畸形发生率上升至 2.38%，到第二次世界大战及战后，该畸形发生率竟高达 6.5%。

孕妇受到不良心理的困扰，还会造成妊娠和分娩合并症，严重者会造成高危妊娠。有严重焦虑心情的孕妇经常伴有恶性妊娠呕吐，有可能导致早产、流产、产程延长或难产。调查发现，孕妇在妊娠期间若有过度紧张和焦虑的心理，出生的婴儿表现为多动，容易激动，长大后伴随性格孤僻、易焦躁、易被激怒的不良情绪。在妊娠的 7 ~ 10 周，孕妇的心情若出现极度紧张，体内肾上腺素会加大分泌量，可引起新生儿唇裂、腭裂等情况的发生。有报道称：一位妇女在怀孕期间，其夫因车祸身亡，这突如其来的打击，使这位妇女的精神完全崩溃，陷入无尽的痛苦和焦虑之中。妊娠晚期她患上严重的高血压，分娩时难产，最后总算母子平安，可她的孩子却患有多动症，智商较低。这正是因为她在孕期过度悲伤、过多焦虑所造成的。

五、药物因素

1959 ~ 1963 年震惊世界的"海豹胎"事件发生后，全世界进行了大规模的药物致畸的研究，结果发现了不少药物对胎儿都有不同程度的致畸作用（表 11 - 1）。

表 11 - 1　药物的致畸作用

药物		致畸作用
抗生素	氯霉素	肝损害、死胎
	链霉素	先天性耳聋、小鼻、多发性骨畸形
	四环素	心脏畸形、先天性白内障、骨发育不全、颅内压升高
	卡那霉素	先天性耳聋
	长效磺胺	新生儿高胆红质症、器官畸形
抗癌药	白消安	脑积水、唇裂、腭裂
	甲氨蝶呤	无脑畸形、脑积水、腭裂、下颌骨短小、两耳下移、流产、死胎、发育迟缓
	环磷酰胺	肾、输尿管缺损
	苯丁酸氮芥	多发畸形
激素	己烯雌酚	女婴男性化、男婴女性化
	黄体酮	女婴男性化
	避孕药	脑积水、脑膜膨出
	可的松	腭裂、无脑畸形
	睾酮	女婴男性化
抗过敏药	美克洛嗪	腭裂、肢体缺损、黄疸、新生儿呼吸抑制、脐疝、死胎
	布克利嗪	
	苯海拉明	
	曲吡那敏	
退热药	阿司匹林	畸形、新生儿出血
	非那西汀	高铁血红蛋白血症

续表

药物		致畸作用
安眠药	地西泮	多发畸形、唇裂、腭裂、腹股沟疝、心血管狭窄
	甲丙氨酯	唇裂、腭裂、发育迟缓
	氯氮䓬	唇裂、腭裂、发育迟缓
降血糖制剂	胰岛素	畸形
	氯磺丙脲	新生儿血糖过低
	甲苯磺丁脲	新生儿血糖过低
	苯乙双胍	乳酸中毒
抗癫痫药	苯妥英钠	先天性心脏病、唇裂、腭裂、多指畸形、宫内生长缓慢
	扑米酮	唇裂、腭裂、多指畸形
抗疟药	奎宁	脑积水、四肢缺陷、视网膜病变、耳聋、血小板减少、死胎
	乙胺嘧啶	
	氯喹	
兴奋药	咖啡因	唇裂、腭裂
	苯丙胺	脑积水、足或肢畸形、唇裂
	丙米嗪	短肢

知识链接

海豹肢症

　　1959 年 12 月，原西德儿科医生 Weidenbach 首先报告了一例女婴的罕见畸形。1961 年 10 月，在原西德妇科学术会议上，有 3 名医生分别报告发现很多婴儿有类似的畸形。这些畸形婴儿没有臂和腿，手和脚直接连在身体上，很像海豹的肢体，故称为"海豹肢畸形儿"及"海豹胎"。除上述畸形外，尚可引起其他畸形的发生。医学研究表明，"海豹胎"的病因，是妇女在怀孕初期服用"反应停"（沙利度胺）所致。反应停于 1953 年首先由原西德一家制药公司合成，1956 年进入临床并在市场试销，1957 年获专利，这种药物治疗早孕期间的孕吐反应，有很好的止吐作用，对孕妇无明显毒副作用，相继在 51 个国家获准销售。从 1956 年反应停进入市场至 1962 年撤药，全世界 30 多个国家和地区（包括我国台湾）共报告了"海豹胎 1 万余例，各个国家畸形儿的发生率与同期反应停的销售量呈正相关，如在原西德就引起至少 6000 例畸胎，英国出生了 5500 个这样的畸胎，日本约 1000 余例，我国台湾省也至少有 69 例畸胎出生。反应停所造成的胎儿畸形，成为 20 世纪最大的药物导致先天畸形的灾难性事件，至今仍有法律纠纷。反应停是第一个被明确为人类致畸的药物。

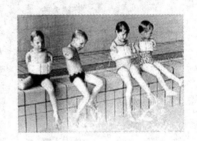

图 11 - 1　"海豹胎"患儿

　　药物对胎儿的作用取决于胎儿发育的不同时期、剂量大小、持续使用时间、通过胎盘的速度及器官对药物的敏感性。一般把整个怀孕过程分为三期：1~3 个月为第一期，4~7 个月为第二期，8 个月至分娩为第三期。药物对第一期的影响主要是引起畸形，对后两个时期的影响主要引起功能性障碍，特别是肝及神经系统的损害。妊娠的18～60天期间是致畸的高敏感期，最高峰在第30天左右。因此，早期确定妊娠和避免使用有致畸作用的药物，对保证胎儿健康发育有重要作用。

六、不良嗜好

孕妇的不良嗜好主要是吸烟、酗酒、吸毒和饮用咖啡因饮品等，这些都会对胎儿的生长发育造成不良的影响。

（一）吸烟

烟草燃烧时会产生多种有害物质，如尼古丁、重金属镉和铅、CO、HCN和亚硝胺等。男性主动吸烟会使精子遗传物质突变，染色体异常，精子形态正常率明显降低。孕妇主动吸烟会使自身血液中CO含量升高、O_2含量降低而造成缺氧的环境，胎儿也处于缺氧的状态而影响生长发育。长期吸烟还会使女性卵巢功能低下，产生卵母细胞数减少，卵母细胞成熟的周期延长，受精概率降低。另外，孕妇虽不主动吸烟，被动吸"二手烟"也会造成早产、流产、死胎、畸形儿和出生后体重低、发育迟缓等。因此为了优生，男女都应该在计划妊娠前3个月主动戒烟，并且尽量在一个无烟环境中工作和生活。

（二）酗酒

酗酒指饮酒者无节制地喝酒或酒后失去自制力的行为。我国古代的医学书籍上就有"酒后不入室"的记载，说明很早人们就意识到酒对后代的危害了。男性酗酒会对自身生殖系统造成多种损害，使精子的数量减少和活力下降，可造成男性不育或受孕后的受精卵发育不良。女性受孕前后酗酒会使卵子发育不良，卵子的排出和活力受到影响，使卵子与精子的结合能力下降，受精难度增大等。孕妇酗酒会导致不良的妊娠结局，如出生低体重儿、早产、流产、先天畸形、行为发育障碍及妊娠并发症（胎盘早剥、胎儿窘迫症、羊水感染）等。

（三）吸毒

毒品指能使人成瘾的物质，常见的有海洛因、可卡因、摇头丸等。孕妇吸毒通常在怀孕之前就开始吸食，海洛因成瘾的母亲孕育的胎儿也会出现对海洛因的成瘾问题，出生后易产生婴儿戒断综合征即"海洛因婴儿"（图11-2），婴儿会有浑身颤抖、多汗、发出刺耳尖叫的毒瘾表现。

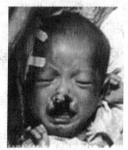

图11-2 "海洛因婴儿"

（四）饮用咖啡因饮品

人们常喝的咖啡和茶中含有咖啡因。孕妇摄入咖啡因会使胎儿发生流产的危险性提高，而且摄入越多危险越大。孕妇大量饮用含有咖啡因的饮料，可引起胎儿血管收缩，使胎儿营养物质和氧的供给效率下降，进而造成胎儿发育障碍。

第三节 优生措施

一、婚姻指导

婚姻指导的目的是为了保证后代的健康，防止各种疾病，尤其是遗传病的传递。婚姻指导是优生优育的首要一关。通过指导可以了解将要结婚的男女有无遗传病和先天性疾病家族史，并对双方进行全面的健康检查、生殖器检查以及神经系统的功能等情况进行检查，确定双方是否适合婚育。

（一）禁止结婚

由于血缘关系越近，男女双方所携带的相同基因的可能性就越大，隐性遗传病的发病率也显著超过随机婚配，所以我国《婚姻法》规定："直系血亲和三代以内的旁系血亲禁止结婚"。

（二）不宜结婚

重度智力低下者、精神分裂症、进行性肌营养不良的患者不宜结婚。智商在 25 分以下为重度智力低下，理解力非常差；精神分裂症、进行性肌营养不良的患者生活不能自理，更不能承担家庭的义务。这类患者可能仍具备生殖能力，但可将疾病遗传给后代，造成几代人的痛苦。所以不宜结婚。

（三）可结婚但不能生育

男女一方患有某种严重的常染色体显性遗传病，如强直性肌营养不良、软骨发育不全、成骨发育不全、脊髓小脑性共济失调、马方综合征等。婚配双方均患有相同的严重隐性遗传病，如垂体性侏儒症、小头畸形、苯丙酮尿症、肝豆状核变性等不适合生育。男女一方患有严重多基因遗传病，如精神分裂症、躁狂抑郁性精神病，即使病残患者生活能自理，但下一代会出现严重缺陷，应劝其婚前绝育。

另外，如男女一方有生殖器官畸形、慢性病、性病未治愈等情况，都应先行治疗后再决定结婚事宜。

二、孕前指导

当男女双方适合结婚时，还应进行孕前指导。孕前指导包括夫妻双方的最佳生育年龄、最佳受孕季节和最佳受孕准备等问题。

（一）提倡适龄生育

医学界一般认为女性的最佳生育年龄是 24~30 岁，过早生育，女性生殖器官和骨盆尚未发育成熟，妊娠、分娩的额外负担对母婴健康不利，流产、早产和胎儿畸形等的发生率较高，而且由于过早承担教养子女的责任，必然影响工作、学习和生活质量；过晚生育易发生宫缩乏力而引起难产、产后出血，胎儿畸形风险也大大提高。

（二）选择最佳季节受孕

最佳受孕季节应根据不同地区的气候和条件决定，应选择有充足的蔬菜、水果和良好日照的季节受孕，有助于孕妇获得营养。如我国北方以春末夏初 6~7 月最为适宜。

（三）做好孕前准备

婚后不准备避孕的夫妇，应尽早掌握孕前和孕早期的优生保健方法，夫妇双方在身体和心理方面为孕育后代做好充分的心理准备。如果婚后打算避孕一段时间再受孕的，可在停止避孕前接受孕前指导。

三、孕期保健

孕期保健是降低出生缺陷率，减少孕产妇死亡的重要措施。孕期保健除了注意避免接触不良因素、均衡饮食、摒弃不良嗜好并保持平和心态外，还应注意做好以下工作。

（一）孕期咨询

孕期咨询应从早孕开始，贯穿整个孕期。通过孕期咨询可以有效地预防妊娠并发症、合并症，大大降低胎儿受到不利因素的影响导致发育缺陷的风险。

（二）产前检查

产前检查应遵循常规检查项目和针对每一孕妇进行的个性化检查相结合的原则。通过询问排查孕前高危因素，进行常规体格检查，并进行必要的辅助检查（详见第十章第一节的"七、产前诊断"）。

（三）围生期保健

围生期是指妊娠满7个月到产后7天的这段时间。这一时期从妊娠的晚期经分娩过程至新生儿早期，经受了巨大的变化，是生命最危险的时期，围生期小儿发病率与死亡率最高。所以做好围生期保健就特别重要。围生期保健一方面要做好孕产妇的保健，另一方面增强对围产儿健康的预测和监护，定期进行产前检查，及时发现并纠正异常胎位，以降低围生期死亡率、病残儿发生率和孕产妇并发症的出现率，特别预防新生儿缺血缺氧性脑病引起的智力低下。围生期保健是实现优生的重要措施之一。

四、出生缺陷干预

（一）出生缺陷的概念

出生缺陷是指新生儿出生时就出现的各种形态和结构的异常。出生缺陷的范围比较广泛，除了包括先天畸形所指的胎儿身体结构的异常之外，还包括基因和染色体异常，凡是胚胎或胎儿在发育过程中发生的结构、功能、代谢及行为异常都归在此范畴。随着人们生活水平的提高和社会医疗条件的改善，导致婴幼儿死亡的原因中，传染性疾病已经得到了有效的控制，出生缺陷成了婴幼儿死亡的最主要的原因。

（二）出生缺陷类型

出生缺陷包括四种类型。

（1）变形缺陷 指胎儿在子宫内，由于身体某些部位受到异常的压力而引起的缺陷。这种缺陷只引起形态上的异常，导致骨骼弯曲，关节被压向异常方向，胎儿的其他方面一般不受影响。

（2）断裂缺陷 指胎儿身体的某些部位在发育过程中由于某种原因而引起的外伤。常见的有肢体缺如、面颊或腹壁裂开等。

（3）发育不良　是由于自身不能合成一种或几种特定的蛋白质引起的畸形，这类畸形往往发生的时间较晚且不易直接识别，如骨发育不全等。

（4）畸形　主要是在胚胎形成的早期因身体结构的局限性发育异常导致的。如唇裂、腭裂等。

（三）出生缺陷干预的意义

生育健康聪明的孩子是每个家庭的愿望。但是出生缺陷可造成胎儿、婴儿的死亡，人类寿命的缩短，并可导致大量的儿童患病和终身残疾，这已成为当今世界各国引起重视的问题。根据我国出生缺陷监测和残疾儿调查结果，我国目前累计约有3000万个家庭曾经生育过出生缺陷患儿，占到全国家庭总数的近1/10。另有报告显示，我国严重出生缺陷患儿中，除30%经早期诊断和治疗可以获得较好的生活质量外，约30%在出生后死亡，约40%将成为终生残疾。我国每年平均约有30万~40万名婴儿，在出生时发现患有严重的肉眼可见的出生缺陷，其中占第一位的是神经管缺陷，有8万~10万。这就意味着每年将有几十万家庭、近百万人口被卷入到与病残长期相伴的痛苦中。出生一个缺陷儿，往往会拖垮一个家庭，不仅给家庭带来沉重的经济负担，导致家庭贫困，而且还要给家庭带来难以摆脱的精神痛苦和心理负担，严重影响家庭的幸福和谐和生活质量。可见，实施出生缺陷干预来预防和减少遗传病、先天畸形等缺陷的发生，进而提高出生人口的素质，有着十分重要的现实意义。

（四）出生缺陷干预的方法

出生缺陷干预属于负优生学的范畴，主要涉及如何降低群体中有害基因的频率，从而减少或消除遗传病、先天性缺陷个体的出生。目前，我国的出生缺陷干预的方法主要采用1999年联合国所倡导的三级干预方法。一级预防方法是杜绝孕妇与致病因素的接触，达到控制出生缺陷的目的。可以通过婚前医学检查、孕前优生健康检查、遗传咨询、合理用药、戒烟戒酒及避免接触高温环境来实现。二级干预方法主要通过孕期保健、产前筛查等方法，早发现、早诊断，及早采取措施，对孕早期查出的严重畸形，可考虑终止妊娠。目前可以通过B超、绒毛膜活检、羊膜腔穿刺、脐静脉穿刺、孕妇血清诊断等方法进行，并结合胎儿的基因、染色体诊断来发现胎儿患病的可能。三级预防是对出生缺陷患儿进行早期康复治疗，如苯丙酮尿症患儿可以通过新生儿疾病筛查的方法确诊后，早期干预，保证患儿不发病，减少患儿痛苦。出生缺陷干预的关键是预防，出生缺陷干预的重点是一级预防，即婚前、孕前的预防。

（五）常见的出生缺陷疾病和干预措施

1. 神经管畸形

B型超声波检查对胎儿神经管畸形有较高的诊断价值，建议孕妇在胎龄15~28周进行超声波检查。孕妇体内叶酸缺乏是诱发神经管畸形的主要原因，孕妇应于孕前3个月至孕后3个月补充叶酸。

2. 先天愚型

预防先天愚型关键在于避免高龄生育。此外还应加强早期筛查，孕妇唐氏筛查应于孕14~20周进行，高度可疑者做绒毛膜穿刺术或羊膜腔穿刺进行绒毛、羊水细胞染色体检查，如确诊须作选择性流产。

3. 先天性唇腭裂

避免接触环境致畸因素，此外 B 超观察颜面畸形的时机最好选择在 28～32 周。

4. 先天性心脏病

避免接触环境致畸因素。应选择孕 11～14 周作 B 超，孕中期进行胎儿超声心动图检查。18～22 周是心脏畸形筛查和诊断的最佳时间。

五、优生工程

优生工程就是通过采取各种科学的措施，让每个家庭都生育健康的后代。优生工程主要研究如何增加群体中有利基因的频率，使后代在智力和体力上比上一代更加优秀，属于正优生学的范畴。目前优生工程的主要措施有人工受精、胚胎移植、克隆化生殖及重组 DNA 技术等。

（一）人工授精

人工授精指将男性的精液用人工的方法注入到女性体内，达到受精的目的。目前全球已有超过 5 万名儿童是通过人工授精产生的。人工授精主要的适用对象是男性不育症的患者、显性遗传病的男性患者、夫妇都是隐性遗传病携带者的家庭和夫妇 RH 血型不合的家庭等。人工授精技术已经可以将男性的 X 精子和 Y 精子分离鉴定，从而有选择地控制后代性别。

> **知识链接**
>
> **精子库**
>
> 人工授精的前提是先建立精子库，精子库中应当储备可供选择的、确保无遗传病的优秀精子。捐精者的智力、体力均要良好，且本人及家庭成员必须无遗传病。使用精子库中的精子进行人工授精可有效降低流产儿和畸形儿的发生率。每个捐精者提供的精液可获得的妊娠次数不能超过 5 次，以避免造成将来近亲婚配，引发严重的遗传和社会问题。美国最大的精子库费尔法克斯精子库对捐精者的条件制定的比较严格：①年龄要在 18～39 岁；②身高要在 1.78 米以上；③接受过高等教育；④三代以内不得有任何遗传性疾病；⑤申请捐精者须接受严格的基因检测和全面体检；⑥申请捐精者要接受考官对其容貌、气质、个性等方面的全面考察。
>
> 保密是管理精子库的一项重要原则，即捐精者和受精者应该保证互盲、捐精者和实施人工授精的工作者保证互盲、捐精者和后代之间保证互盲。受精者夫妇以及实施人类辅助生殖技术机构的医务人员均无权查阅有关捐精者真实身份的信息资料；反之，捐精者也无权查阅受精者及其后代的信息。

（二）胚胎移植

胚胎移植是一项辅助生殖技术，应用腹腔镜将成熟的卵子从女性体内取出，在体外与精子受精，受精卵在体外发育 1 周成为幼胚，再将幼胚移植到女性子宫内，让其着床发育成胎儿。因胚胎移植是在体外完成受精的，所以又称"试管婴儿"。此法主要用于治疗由输卵管阻塞引起的女性不孕症，并对子宫内膜异位或精子异常引起的不孕症等也有帮助。

世界上第一个"试管婴儿"是在 1978 年 7 月 25 日在英国出生的。试管婴儿之父是英国科学家罗伯特·爱德华兹，他凭借在体外授精技术领域作出的开创性贡献，于 2010 年获得诺贝尔生理学或医学奖。"试管婴儿"被称为人类生殖技术的一大创举，已经在治疗不孕不育症方面取得了巨大的成绩。但"试管婴儿"的实施存在一定的风险，胚胎移植的怀孕率平均为 25.1%，生育率仅为 18.5%。同时技术上还存在一些缺陷如：①精子没有经过优胜劣汰的竞争；②增加多胎妊娠的风险；③对女性生理的干扰较大等。

（三）克隆化生殖

应用近代生物学的核移植技术，将体细胞的细胞核移到去核的受精卵中，待幼胚形成后再移植到母体子宫内进一步发育。这一技术的成功，使人类可培育出单一亲体的婴儿，有利于改善人类遗传素质，有目的控制人类自身进化，但目前克隆的成功率还是相当低的，伦理、法律上的问题尚待解决。

（四）重组 DNA 技术

重组 DNA 技术指用人工手段对 DNA 进行改造和重新组合的技术。包括对 DNA 分子的精细切割、部分序列的去除、新序列的加入和连接、DNA 分子扩增、转入细胞的复制繁殖、筛选、克隆、鉴定和序列测定等。该技术可以应用到遗传病的基因治疗上，有望将有缺陷的基因换成正常的基因，达到根治遗传病、彻底改良人类遗传素质的效果，给优生工程带来了更加美好的前景。

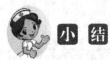 小 结

优生学是以遗传学的基本原理和方法为基础，研究并改善人类的遗传物质，减少或防止出生缺陷，已达到生育优良后代目的的一门学科。正优生学和负优生学的目的都是为减少不利的遗传因素，增加有利的遗传因素，以提高人口素质。对优生能造成严重影响的主要因素包含：遗传因素中的染色体异常和基因的缺陷；环境因素中的物理射线、重金属、有机溶剂、农药等；孕妇用药；孕妇营养因素中的蛋白质、脂类、糖类、维生素、无机盐与微量元素；孕妇心理素；孕妇疾病因素中的妊娠合并心脏病、高血压、糖尿病、贫血、肝炎等；孕妇不良嗜好因素中的烟、酒、毒等。为做好优生要采取的措施主要包括：婚前进行全面健康检查，确定是否能够婚育；婚后孕前要接受孕前指导以调节和把握最佳受孕时机；孕期做好心理保健、营养保健，避免生活在不良环境中；生病后要勇敢面对且谨慎用药；怀疑胎儿有发育风险的要做好产前诊断。人工授精、胚胎移植、克隆化生殖和重组 DNA 技术等优生工程技术给优生学带来了更加美好的希望。

学习本章要注意在学习理论的同时联系实际，针对每一种影响优生的因素，都尽量与生活中的实际情况对比思考和理解，学以致用。

目标检测

一、名词解释

优生学　　　正优生学　　　负优生学　　　胚胎移植

克隆化生殖　重组 DNA 技术

二、选择题

1．属于影响优生的物理因素的是（　　）

    A．染色体畸变 　　　　　　　　　　　B．基因突变

    C．致病基因传递 　　　　　　　　　　D.X 线照射

    E．以上都不是

2．以下哪种金属容易在海洋生物体内富集（　　）

    A．汞 　　　　　　B．铅 　　　　　　C．镉

    D．铁 　　　　　　E．金

3．婚姻指导中，下列哪种情况可以结婚生育（　　）

    A．三代以内的旁系血亲

    B．只有一方是常染色体隐性遗传基因携带者

    C．只有一方是常染色体显性遗传病患者

    D．女方是精神分裂症患者

    E．一方是重度智力低下

三、简答题

1．简要列举与优生有关的因素有哪些？

2．一对染色体均正常的夫妇却生育了一个先天愚型患儿，希望再生育时能拥有一个健康的孩子，现向你请求指导，应提出怎样的意见？

四、思考题

假如你的朋友是一位计划妊娠的女性，请你对她的身体素质和生活环境作出全面评估，并提出合理的、以优生为目的应对措施。

（王英南）

实验八　人类遗传病

【目的要求】

（1）掌握人类遗传病的特征和分类。

（2）掌握常见遗传病的主要临床表现。

【实验器材】

（1）多媒体实验室。

（2）人类遗传病音像教材。

【内容与方法】

（1）简要复习单基因病、多基因病、染色体病的主要特点以及单基因病五种类型的系谱特点。

（2）教师简要介绍本教学片的内容，强调观看过程中的注意事项。

（3）学生集体收看人类遗传病教学片。

（4）教师组织学生讨论并进行总结。

【注意事项】

观看时注意临床病例与理论知识的结合。

【实验报告】

结合实际病例，谈谈你对遗传病的认识。

（李永鑫）

附录

附录一　新生儿遗传代谢病筛查操作流程

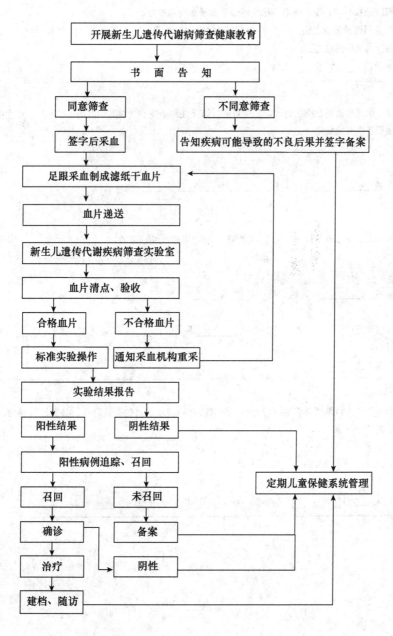

省（自治区、直辖市）
新生儿遗传代谢病筛查知情同意书

母亲姓名：	新生儿性别：	出生日期：	住院病历号：

新生儿遗传代谢病是影响儿童智力和体格发育的严重疾病，若及早诊断和治疗，患儿的身心发育大多可达到正常同龄儿童的水平。本筛查是根据《中华人民共和国母婴保健法实施办法》、卫生部《新生儿疾病筛查管理办法》在新生儿期对严重危害新生儿健康的先天性、遗传性疾病施行的专项检查，以达到早期诊断、早期治疗的目的。对防止残疾、提高出生人口素质有着重大意义。

拟实施医疗方案的注意事项：

（1）本省（区、市）已开展筛查的遗传代谢病为：

（2）新生儿出生3天并充分哺乳后进行足跟采血。

（3）若筛查结果异常，筛查中心将尽快通知您孩子作确诊检查。

（4）无论应用何种筛查方法，由于个体的生理差别和其他因素，个别患者可能呈假阴性。即使通过筛查，也需要定期进行儿童保健检查。

（5）筛查费用＿＿元，由＿＿支付。

知情选择

我已充分了解该检查的性质、合理的预期目的、风险性和必要性，对其中的疑问已经得到医生的解答。

我同意接受新生儿疾病筛查。

监护人签名＿＿＿＿＿　签名日期＿＿＿＿年＿＿＿＿月＿＿＿＿日

我已被告知疾病可能导致的不良后果，我不同意接受新生儿疾病筛查。

监护人签名＿＿＿＿＿　签名日期＿＿＿＿年＿＿＿＿月＿＿＿＿日

监护人现住地址：＿＿＿＿＿省（区、市）＿＿＿＿州（市）＿＿＿＿县（市、区）＿＿＿＿乡（镇）/街道＿＿＿＿村/号

监护人联系方式＿＿＿＿＿

医（护）人员陈述

我已经告知监护人该新生儿将要进行遗传代谢病筛查的性质、目的、风险性、必要性、费用，并且解答了关于此次检查的相关问题。

医（护）人员签名＿＿＿＿＿　签名日期＿＿＿＿年＿＿＿＿月＿＿＿＿日

附录二　新生儿遗传代谢病筛查血片采集技术规范

血片采集是新生儿遗传代谢病筛查技术流程中最重要的环节。血片质量直接影响实验室检测结果，开展新生儿遗传代谢病血片采集及送检的医疗机构应当按本技术规范要求完成血片采集工作。

一、采血机构和人员职责

（一）积极开展新生儿遗传代谢病筛查的宣传教育工作。

（二）加强对本机构血片采集人员的管理和培训。

（三）承担本机构新生儿遗传代谢病筛查有关信息的收集、统计、分析和上报工作。

（四）血片采集人员在实施血片采集前，应当将新生儿遗传代谢病筛查的目的、意义、筛查疾病病种、条件、方式、灵敏度和费用等情况如实告知新生儿的监护人，并取得书面同意。

（五）认真填写采血卡片，做到字迹清楚、登记完整。卡片内容包括：采血单位、母亲姓名、住院号、居住地址、联系电话、新生儿性别、孕周、出生体重、出生日期、采血日期和采血者等。

（六）严格按照新生儿遗传代谢病筛查血片采集步骤采集足跟血，制成滤纸干血片，并在规定时间内递送至新生儿遗传代谢病筛查实验室检验。

（七）因特殊情况未按期采血或不合格标本退回需要重新采血者，应当及时预约或追踪采集血片。

（八）对可疑阳性病例应当协助新生儿遗传代谢病筛查中心，及时通知复查，以便确诊或采取干预措施。

（九）做好资料登记和存档保管工作，包括掌握活产数、筛查数、新生儿采血登记信息、反馈的检测结果及确诊病例等资料，保存时间至少 10 年。

二、血片采集步骤

（一）血片采集人员清洗双手并佩戴无菌、无滑石粉的手套。

（二）按摩或热敷新生儿足跟，并用 75% 乙醇消毒皮肤。

（三）待乙醇完全挥发后，使用一次性采血针刺足跟内侧或外侧，深度小于 3 毫米，用干棉球拭去第 1 滴血，从第 2 滴血开始取样。

（四）将滤纸片接触血滴，切勿触及足跟皮肤，使血液自然渗透至滤纸背面，避免重复滴血，至少采集 3 个血斑。

（五）手持消毒干棉球轻压采血部位止血。

（六）将血片悬空平置，自然晾干呈深褐色。避免阳光及紫外线照射、烘烤、挥发性化学物质等污染。

（七）及时将检查合格的滤纸干血片置于密封袋内，密闭保存在 2 ~ 8℃冰箱中，有条件者可0℃以下保存。

（八）所有血片应当按照血源性传染病标本对待，对特殊传染病标本，如艾滋病等应当作标识并单独包装。

三、采血工作质量控制

（一）血片采集的滤纸应当与试剂盒标准品、质控品血片所用滤纸一致。

（二）采血针必须一人一针。

（三）正常采血时间为出生72小时后，7天之内，并充分哺乳；对于各种原因（早产儿、低体重儿、正在治疗疾病的新生儿、提前出院者等）未采血者，采血时间一般不超过出生后20天。

（四）合格滤纸干血片应当为：

1. 至少3个血斑，且每个血斑直径大于8毫米。

2. 血滴自然渗透，滤纸正反面血斑一致。

3. 血斑无污染。

4. 血斑无渗血环。

（五）滤纸干血片应当在采集后及时递送，最迟不宜超过5个工作日。

（六）有完整的血片采集信息记录。

附录三 病残儿医学鉴定诊断标准及其父母再生育的指导原则

一、遗传性疾病

子女患有下列遗传性疾病致残不能成长为正常劳动力者，根据遗传方式和能否做产前诊断等因素，按指导原则，综合判断确定是否适宜再生育。无家族史者不一定不是遗传病，如隐性性连锁遗传，隔代才能完全表现出来，故家族史不能只看父母兄弟姊妹，还需扩大范围了解其祖父母、外祖父母、伯、叔、姑、舅、姨、堂表伯叔舅姨，绘出系谱图。有些隐性遗传疾病由于群体基因频率高，虽然血缘关系很远，有时也会偶合而使子女致病，必须了解双方家族史。

（一）常染色体显性遗传病

1. 常见病种 如软骨发育不全、缺指、并指症、成骨发育不全（脆骨病或瓷娃娃）、马方综合征、先天性外耳道闭锁、下颌面骨发育不全、先天性肌强直、扭转性痉挛、周期性麻痹、家族性多发性胃肠息肉、膀胱外翻、多囊肾（成年型）、神经纤维瘤、肾性糖尿病、结节性硬化症、先天性小角膜、先天性无虹膜、先天性白内障、视网膜母细胞瘤、先天性球形红细胞增多症、地中海贫血、鱼鳞病、遗传性血管神经性喉水肿、可变性红斑角化症、遗传性出血性毛细血管扩张症、慢性进行性舞蹈病、毛发红糠疹、特发性致纤维化肺泡炎等。

2. 指导原则

（1）病残儿的父母之一患病者，其再发风险率很高（50%）。对无可靠产前诊断方法者，不宜再生育。

（2）病残儿父母正常，家系调查又除外家族遗传病史、可能为基因突变所致，再发风险率较低，可考虑再生育。

（二）常染色体隐性遗传病

1. 常见病种 如白化病、苯丙酮尿症、半乳糖血症、糖原储积症、低磷酸酯酶症、神经鞘磷脂储积症、黏多糖储积症（Ⅱ型以外的各型）、同型胱氨酸尿症、尿黑尿酸症、家族性黑蒙性痴呆、肝豆状核变性、先天性聋哑、小头畸形、多囊肾（婴儿型）、先天性再生不良性贫血、先天性肾病综合征、进行性肌营养不良（脐带型）、劳蒙毕综合征、恶性贫血（先天型）、遗传性小脑性共济失调、先天性青光眼、先天性小眼球、先天性全色盲、视网膜色素变性、着色性干皮病、垂体性侏儒、早老症、肝脑肾综合征、遗传性QT延长综合征、心内膜弹力纤维增生症、婴儿型遗传性粒细胞缺乏症、婴儿型进行性脊肌萎缩症、肺泡微结石症、肺泡性蛋白沉积症、散发性克汀病等。

2. 指导原则

（1）病残儿的父母外表虽然正常，但都是致病基因携带者，所生子女每胎都有25%的发病机会，50%为携带者，再发风险率很高。对无可靠产前诊断方法者，不宜再生育。

（2）对新生儿期可以防治的病种，如苯丙酮尿症、半乳糖血症、散发性克汀病等，如第一胎因某些原因已造成不可逆智力低下等，有条件进行新生儿筛查和实验室检查的，可考虑再生育。但生后必须作筛查和实验室检查。若是病儿，应及时用药或饮食治疗；无早期筛查和诊断治疗条件的，不宜再生育。

（三）X 连锁隐性遗传病

1. 常见病种　如进行性肌营养不良（Duchenne 型）、血友病（甲、乙型）。无丙种球蛋白血症、无汗性外胚层发育不良、黏多糖储积症（Ⅱ型）、自毁容貌综合征、肾性尿崩症、慢性肉芽肿、导水管阻塞性脑积水等。

2. 指导原则

（1）X 连锁隐性遗传病的再发风险率很高，每胎男性有 50% 机会发病，女性有 50% 机会为携带者，不宜再生育。

（2）对于进行性肌营养不良，甲或乙型血友病等能做产前诊断的疾病，依产前诊断的结果确定是否适宜再生育。无产前诊断条件的，不宜再生育。

（3）母系家族（舅、外甥、姨表兄弟）无发病者，病儿可能是基因突变所致，可考虑再生育。

（四）X 连锁显性遗传病

1. 常见病种　如抗维生素 D 佝偻病、遗传性肾炎、先天性眼球震颤、葡萄糖 – 6 – 磷酸脱氢酶缺乏症等。

2. 指导原则

（1）病残儿的一级和二级亲属均无病时，可能是基因突变所致，再发风险率比较低，可考虑再生育。

（2）病残儿母亲患病时，每胎子女各有 50% 机会患病，再发风险率高，不宜再生育。

（3）病残儿的父亲患病时，每胎女性均患病，男性则全部正常，经产前诊断可考虑生育男性第二胎。无产前诊断条件的，不宜再生育。

（五）多基因遗传病

1. 常见病种　如先天性心脏病、小儿精神分裂症、家族性智力低下、脊柱裂、无脑儿、少年型糖尿病、先天性肥大性幽门狭窄、重度肌无力、先天性巨结肠、气道食管瘘、先天性腭裂、先天性髋脱位、先天性食道闭锁、马蹄内翻足、原发性癫痫、躁狂抑郁精神病、尿道下裂、先天性哮喘、睾丸下降不全、脑积水等。

2. 指导原则

（1）动脉导管未闭、先天性肥大性幽门狭窄、先天性巨结肠、先天性腭裂、先天性髋脱位等，手术效果较好，不宜再生育。

（2）对脊柱裂、无脑儿等可做产前诊断的病种，原则上可考虑再生育，但须在产前诊断监测下。无产前诊断条件的，不宜再生育。

（3）不能做产前诊断的病种，做家系调查。一、二级亲属无发病者，再发风险率低于 5%，可考虑再生育；一、二级亲属为相同疾病的患者，再发风险高于 10%，不宜再生育。

（六）染色体病

1. 常见病种　如 21 三体综合征、13 三体综合征、18 三体综合征、猫叫综合征、杜纳综合征、克氏综合征、不平衡重排及脆性 X 综合征等。

2. 指导原则

（1）染色体病的病儿，应同时进行父母染色体检查，正常时可考虑再生育，但须经产前诊断为正常胎儿者。

（2）染色体病的病儿，若其父母之一为同源染色体易位携带者，再发率为100%，不宜再生育；若其父母之一为非同源染色体易位携带者，可考虑再生育，但须经产前诊断为正常胎儿者。无产前诊断条件的，不宜再生育。

二、其他

（1）上述以外的其他遗传病或遗传性质难以确定的疾病，应组织会诊，将初诊意见、全部检查资料与家系调查资料一起上报省级病残儿医学鉴定组进一步确诊。

（2）病残儿父母患有严重疾病，如传染性肝炎、肺结核、性病、艾滋病（AIDS）、心脏病、原发性血小板减少性紫癜、糖尿病、甲状腺功能亢进、癫痫、恶性肿瘤等，从指导原则考虑，在治愈前不宜再生育。批准再生育指标后，应在计划生育技术服务、医疗保健部门指导下生育，进行咨询和孕前、孕期检查。

（吴星禄）

参考答案

第一章

二、选择题　1. C　2. E　3. A　4. B　5. D　6. C　7. E

第二章

二、选择题　1. A　2. D　3. C　4. A　5. C　6. D　7. D　8. A　9. C　10. A　11. B

12. C　13. C　14. E

第三章

二、选择题　1. B　2. D　3. C　4. C　5. A　6. D　7. D　8. D　9. C　10. D　11. A

12. D

第四章

二、选择题　1. C　2. D　3. A　4. A　5. D　6. B

第五章

二、选择题　1. A　2. B　3. A　4. C　5. B　6. C　7. A　8. C　9. A　10. E

第六章

二、选择题　1. C　2. C　3. D　4. C　5. E　6. A　7. A　8. C　9. A　10. E　11. D

12. E　13. B　14. A　15. D　16. E　17. D　18. D　19. E　20. B

第七章

二、选择题　1. D　2. B　3. C　4. A　5. C　6. B　7. A　8. D　9. D　10. A

第八章

二、选择题　1. C　2. A　3. B　4. B　5. C　6. D　7. E　8. A

第九章

二、选择题　1. B　2. E　3. B　4. A　5. A　6. E　7. B　8. A　9. B　10. B

第十章

二、选择题　1. B　2. B　3. E　4. C　5. C　6. C　7. B　8. D　9. C　10. B　11. B

12. E　13. D、E　14. B

第十一章

二、选择题　1. D　2. A　3. B

参 考 文 献

［1］陈竺．医学遗传学［M］．北京：人民卫生出版社，2001．

［2］康晓慧．医学生物学［M］．北京：人民卫生出版社，2003．

［3］赵寿元．遗传学史［M］．北京：高等教育出版社，2001．

［4］余其兴．人类遗传学导论［M］．北京：高等教育出版社，2000．

［5］王学民．医学遗传与优生［M］．北京：高等教育出版社，2005．

［6］刘祖洞，遗传学（上下册）［M］．北京：高等教育出版社，1998．

［7］王亚馥．遗传学［M］．北京：高等教育出版社，1999．

［8］赵寿元．人类遗传学概论［M］．上海：复旦大学出版社，1996．

［9］姜炳正．医学生物学基础［M］．北京：中国科学技术出版社，2011．

［10］张丽华．医学遗传学基础［M］．北京：高等教育出版社，2005．

［11］柳家英．医学遗传学［M］．北京：北京大学医学出版社，1998．

［12］李诚涛．医学生物学基础［M］．北京：高等教育出版社，2011．

［13］王静颖，王懿．医学生物学基础［M］．北京：科学出版社，2007．

［14］黄健．医学遗传学［M］．西安：第四军医大出版社，2006．

［15］左伋．医学遗传学［M］．北京：人民卫生出版社，2005．

［16］李璞．医学遗传学［M］．北京：中国协和医科大学卫生出版社，1999．

［17］李弋．医学遗传学［M］．西安：第四军医大出版社，2011．

［18］陈扶持、蔡达煌．同胞 3 例共患黑酸尿症［J］．中国优生与遗传杂志，1997，（02）．

［19］陆振虞．医学遗传学［M］．上海：上海科学技术文献出版社，2001．

［20］徐维衡．医学遗传学［M］．北京：北京医科大学中国协和医科大学联合出版社，1996．

［21］肖小芹．医学细胞生物学与遗传学［M］．北京：高等教育出版社，2009．

［22］杨克敌．环境优生学［M］．北京：人民卫生出版社，2007．

［23］严华，诸葛末伊．优生学基础知识与实验技术［M］．北京：科学出版社，2006．

［24］郑红．医学遗传学基础［M］．北京：中国人口出版社，1997．

［25］郑玉红．医学遗传学实验教程［M］．北京：北京大学医学出版社，2007．

［26］翟中和．细胞生物学［M］．第 4 版．北京：高等教育出版社，2011．

［27］安利国．细胞生物学实验教程［M］．北京：科学出版社，2004．

［28］胡先明．医用生物学［M］．重庆：西南大学出版社，2003．

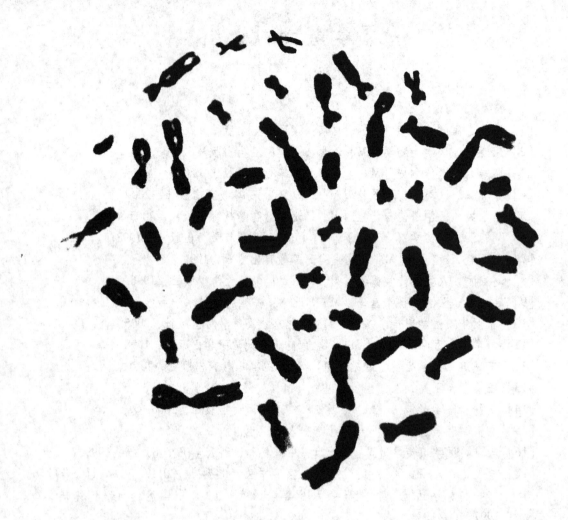